乡村中医，失落的古老文明

李宏奇　著

牛静敏　刘姿伟　李松梅　整理

北京科学技术出版社

图书在版编目（CIP）数据

乡村中医，失落的古老文明 / 李宏奇著 . — 北京：
北京科学技术出版社 , 2024.1
ISBN 978-7-5714-3171-6

Ⅰ . ①乡⋯ Ⅱ . ①李⋯ Ⅲ . ①中国医药学 Ⅳ .
① R2

中国国家版本馆 CIP 数据核字 (2023) 第 141256 号

策划编辑：刘　立
责任编辑：安致君
责任校对：贾　荣
责任印制：李　茗
封面设计：源画设计
出 版 人：曾庆宇
出版发行：北京科学技术出版社
社　　址：北京西直门南大街 16 号
邮政编码：100035
电　　话：0086-10-66135495（总编室）
　　　　　0086-10-66113227（发行部）
网　　址：www.bkydw.cn
印　　刷：三河市国新印装有限公司
开　　本：710 mm × 1 000 mm　1/16
字　　数：165 千字
印　　张：13.5
版　　次：2024 年 1 月第 1 版
印　　次：2024 年 1 月第 1 次印刷
ISBN 978-7-5714-3171-6

定　　价：59.00 元

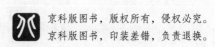

内容提要

本书记述了一位民间中医的成长之路，这也是千百年来千千万万个民间中医传统师带徒的缩影。一路走来，有最初跟师学医时耳濡目染、亲炙师承的铭心记忆，也有困惑时饱读经典、刻苦钻研的自悟新识，更有初识药性，方知禀天地自然之气而生之草药也有灵性，到目睹师父几剂汤药治愈西医所谓的疑难重病而更加坚定地认识到中医之神奇；从接诊辨证时受师父影响不被西医病名困扰而善开小方，深刻体会到什么是药简效宏，到真切体悟到一些生活现象和中医学道理是相通的，可谓生活处处是中医。

这里没有高大上的学术探讨，只有接地气的朴实真知。自然乡土，孕育、承载、延续着多少未知的中医传奇？行走在田间地头，方见天地自然之性；走近民间中医，追寻失落的古老文明！扎根于基层的古老的师承模式，传承的不仅仅是医术，更是遵从自然之性的生活方式，是千年的古老文明。在古老的师承模式被逐渐边缘化的今天，希望本书的出版能引发人们对传统中医的重新认知、对千百年来师承教育的重视，甚至收获一分久违的生活恬淡与从容。

前　言

十六岁那年，我拜师了，成为了师父最钟爱的弟子，开启了我的学医生涯。跟师三年，从认药、学药、尝药开始，到熟知每一味药的药性并善于开小方，一步步学到各种治病本领，这其中饱含师父对我的辛苦培养。在这三年里，我每天浸泡在中草药香中，目睹师父运用传统方药治病救人，还曾有幸跟随师父南下出诊治疗疾病，见识到南北方气候的差异对人体影响的不同，更见证一些急症重症病人在师父的针药结合诊治下起死回生，今天想来依然惊心动魄！这怎能不让我辈对中医产生深厚的崇拜敬仰之情呢？

不幸的是，十九岁那年失去师父，这对我来说就是天塌了！悲痛与无奈之余，我独自撑起了师父的诊室。没有了师父的引领，我要独自面对一个个病人，学着师父的样子接诊开方，利用所学给病人解释病证，分析病情，空闲的时候便会更加思念师父，回忆着他的音容笑貌与谆谆教诲，几度泪流满面！我决心把师父教给我的传承下去，把师父没有交给我的也要挖掘出来，一并发扬光大！

独立接诊是非常锻炼人的，每接诊一位疑难病人都会引发我的思考。在继承了师父祖传治疗不孕不育经验的基础上，通过多年的潜心学习和研究，我对妇科杂症及各种疑难杂症的治疗也取得了较好的效果。

在望闻问切四诊中，望诊是获得病人信息最多的。通过几十年来对大量病例的观察、研究、总结，我发现了疾病、体质、性格之间的对应规律，建立了非常实用的望诊辨证体系。当看到利用自己所学为一些不孕不育家庭带来新的生机，以及深受疾病困扰的病人在服用中药后减轻病痛时，更加坚定了我对中医的信仰。

多年来对中医的痴迷，使我有一个很深的感受：人最幸福的事，就是所从事的行业恰恰也是自己最感兴趣的。很幸运，我所从事的这份中医事业也恰恰是我最热衷的事情。如今，我也有了自己的徒弟，我经常对他们说，我们每个人终其一生都要成就一番事业，当我们全身心地从事这份事业的时候，能够感到由衷的快乐，也能够最大限度地挖掘出自己的潜能。活到老学到老，在丰富自己知识的同时还能够帮助别人解决病痛。而我们现在所做的工作，更有意义的是把这些有价值的经验总结出来，传承下去。

中医给了我一种我喜欢的生活方式。我们这个行业是干净、简单的，给人治病是快乐、知足的。在这个浮躁的社会，我们从事中医这个行当，能让我们依然保持初心。同时我们这个行业是名副其实地"活到老学到老"，任何时候翻开书本都会发现有要学习的东西，要不断突破自己。不知道世界上是否还有第二门学问能像中医这样，能对人产生如此深远的影响。当人们不假思索地追随科技进步的脚步，去研究创新各种医疗器械和治疗手段时，是否能够停下脚步，去回顾一下我们老祖宗流传下来的精髓呢？当我们回过头去看，就会发现时代不管怎么变迁，社会、医学及科学无论怎么进步，现在的人们依然需要千百年前的文化精髓去抚慰身心、治愈身体，这也是最让我们感到骄傲的。我接触过医院的大夫，交往最多的当然是像我这样的民间中医，直到现在我依然觉得高手在民间！

本书所写是我自己的亲身经历，也是我对中医的理解与感悟。走在田间地头，方见天地自然之性；顺应自然生活，方悟一些生活现象和中医学道理是相通的。中医传承的不仅仅是治病救人之术，更是遵从自然的恬淡与从容的生活方式，是千年的古老文明！

每个人的立场和所学是不同的，所看到的内涵精髓也往往是不同的。所以，我不奢求读此书的人都认同我的全部观点，但如能从中汲取营养，对某个困惑能够得到些许点悟，对钻到牛角尖的不解能够稍稍释怀，甚至收获一分久违的恬淡与从容，我愿足矣！

李宏奇

2023 年 10 月

目　录

第一篇　中医是济世救人的绝学，更是千百年来传承的情怀！　001

在自然之气熏陶下自由成长起来的青葱少年　003

我并不聪明，但爱看书，书读多了，其中的精髓就刻在脑子里了　005

老中医一剂中药治好了堂哥的疑似结核性脑膜炎　007

孟大夫经常用扎针或几剂汤药就能治好中风病人　008

孟大夫用十四味建中汤治愈出血性紫癜　011

孟大夫用一剂涤痰汤加味治好了破伤风　013

没有悬念，孟大夫成为了我的师父　014

禀天地自然之气而生的草药是有灵性的　015

常识药性，使自己的感觉不蒙尘　018

不受西医病名的干扰，坚持开小方，才能明白什么是药简效宏　022

中医看病从全面考虑病人的身体状态，不受西医病名的干扰　024

即便遇到危难重症，师父也鼓励我大胆尝试开方，他做后盾　025

不论何种病证，保津液、护阳气是永恒的主题　026

看病也要因时、因地、因人而制宜　027

用小续命汤一剂见效的中风，如今第一时间被送到医院抢救。是时代
　　进步了，还是我们退步了？　　　　　　　　　　　　　　　029

师父祖上几代人传下来的治疗不孕症的坐胎丸　　　　　　　　031

师父说治病要顺势而为，给疾病一个出路　　　　　　　　　　035

指法和定位准了，才能号脉准　　　　　　　　　　　　　　　037

第二篇　我决心把师父教给我的传承下去，把师父没有教给我的
　　　　发掘出来，一并发扬光大！　　　　　　　　　　041

中医治病，药简效宏　　　　　　　　　　　　　　　　　　　043

用自己的心去感受病人对疾病的感受，自然就能取得更好的疗效　044

西医难治的重症肝炎、持续几天几夜的高热，中医几剂甚至一剂汤药
　　就治好了　　　　　　　　　　　　　　　　　　　　　　045

西医的糖尿病浮肿、肾炎，中医早在两千年前就给出了简单实用的
　　统一治疗思路　　　　　　　　　　　　　　　　　　　　047

同样是更年期，病人体质不同，中医的治疗方法也不尽相同　　049

抽丝剥茧，见病知源；熟识药性，精准用药　　　　　　　　　050

我是传统中医，但我不排斥西医，二者是可以优势互补的　　　052

用中医的思维开西药　　　　　　　　　　　　　　　　　　　053

医生一条街　　　　　　　　　　　　　　　　　　　　　　　055

连动物都能凭借本能寻找到治病疗伤的草药，可随着人类文明的进步，
　　人类的这种本能为什么退化了？　　　　　　　　　　　　059

回归正统，精研传统脉学　　　　　　　　　　　　　　　　　062

治疗任何疑难病症一定先看有没有表证，有表证一定先解表　　064

很多看似疑难病症其实是食物积滞产生郁热导致的，用简单的
　　通腑泻热方法就能解决　　　　　　　　　　　　　　　069

阳明人的外貌及性格心理特点　　　　　　　　　　　　072

八碗凉水治胃病　　　　　　　　　　　　　　　　　　073

大黄在关键时刻是能够力挽狂澜的　　　　　　　　　　076

脑出血与中下焦淤堵密切相关，中下焦通了，疾病也就治愈了　078

通腑泻热的思路治疗急症重症　　　　　　　　　　　　082

大柴胡汤——经方中救急的一员大将　　　　　　　　　084

现在癌症重症病因多见身体痰瘀浊毒，大柴胡汤也能发挥良效　085

剧烈活动或大汗淋漓时，喝凉水引发的水停心下病　　　091

少阳病是最复杂的病，涉及身体区域较广，病证较多　　094

太阴体质的外貌特点及易患疾病　　　　　　　　　　　100

少阴体质与少阴病　　　　　　　　　　　　　　　　　103

厥阴病是一种寒热交错、虚实夹杂、燥湿相混的状况，很多疑难疾病
　　多处于这个阶段　　　　　　　　　　　　　　　　106

一张治疗便秘的好方——香苏饮　　　　　　　　　　　110

治疗反复口腔溃疡的好药——黄连、甘草、九节菖蒲　　113

不要被医院的检查结果所困扰，凭脉证诊断疾病，往往能取得好的疗效　114

不定时嗜睡昏厥，用治疗痰迷心窍的涤痰汤取得好效果　115

天人合一，人体得病因季节转换而不同，用药也要顺应自然变化的规律　116

享受饥饿之心得　　　　　　　　　　　　　　　　　　123

身体的变革　　　　　　　　　　　　　　　　　　　　124

春节过后综合征 126

第三篇　中医眼中的心理疾病与调适 129

青春期的蜕变——生理期狂躁症的治疗 132

你看懂了我的病——青春期性心理疾病的治疗 136

天生我材必有用——高考落榜青年的心理问题 142

痛并快乐着——女性产后抑郁的治疗 144

牙疼不是病——中年阳虚导致的抑郁状态 147

两张常用的方子——肝着汤与胃苏饮 150

与自己和解——更年期综合征的治疗 153

人到暮年——人生遭遇导致的心理问题 157

抑郁症与癌症 159

老中医挨打的故事 164

第四篇　生活处处是中医 165

就像水蒸气在锅盖内凝结成水珠，病人体内有湿热、外受寒凉束表
　　会导致浮肿 167

病人体内瘀滞、垃圾淤积，就像鱼缸里的水浑浊变质 170

由下水道遇冷凝结的油块，想到体质虚寒的病人血管堵塞，以及女性
　　子宫虚寒输卵管不通、胎停育 172

由石榴树枝繁叶茂不结果，想到有的女性体胖身体痰湿阻滞不排卵，
　　不坐胎 177

由用煤火做饭想到了肾虚后水火不能藏于肾中而引起的疾病 179

由湿毛巾滴水，想到人体水湿重，腿脚肿胀 181

就像在湿热的三伏天下一场大雨一样，用石膏、知母可以清除身体里
　囤积已久的湿热 182

第五篇　不容忽视的饮食和生活习惯 187

为什么我经常建议病人多食用玉米？ 189

为什么我经常建议有的病人忌服牛奶？ 190

酒是一种助燃剂，也是一种腐蚀剂 192

烟酒和各种辛香料会伤及人体的津液 193

不能把阿胶当作人人皆宜的补品食用 194

各种肉类，你吃对了吗？ 195

泡脚、艾灸保健措施并不适合所有人 196

原来熬完药之后的药渣也是好东西 197

怎样看中医才能提高疗效 198

恬淡虚无，不以妄为常 200

第一篇
中医是济世救人的绝学，更是千百年来
传承的情怀！

在自然之气熏陶下自由成长起来的青葱少年

鹅黄柳绿的时节，置身诊所，听着后院树丛传来的阵阵鸟语，嗅着缥缈的花香，看着门前这条不算宽敞的街道车来人往，我的思绪倏忽间飘到几十年以前的光景，眼前浮现出师父的音容笑貌。细细想来，行医至今已有近四十年的光景了。日月消长，寒冬酷暑，气定神闲的我坐在这张方桌边，等待来自全国各地的病人。每每送往迎来，看到一批一批的病人因为不同的病证来就医，由初来时的眉头紧锁到复诊时的笑逐颜开，直至最后病去身轻，我心中感慨良多，更增添了对师父的怀念和敬佩之情。

少年时，因缘际会，我遇到了我的师父，跟师三年时间后我便开始独立行医，独当一面。可以说，我走的是千百年来传统中医走过的路——师带徒，从师父带着我认识每一味药，到手把手教会号脉，然后去学书本上的知识，对照着自己所学领悟哪种脉象会对应出现哪些病证，再到试着开出一个个方剂，在师父指导下怎么把握用药，以及用药后取得怎样的治疗效果，久而久之理法方药逐渐了然于心。当然，这一切也离不开传统中医成长的土壤，所以我觉得有必要讲述一下我的成长环境。

我的诊所位于行唐县最中心的一条街道——西街，这也是我们县城最古老的一条街道。走在这条街上，映入眼帘的是青砖绿瓦、青石板铺成的路，街道两旁是陈旧的木板门的门面房，有稀疏的商户卖一些农用工具，还有的上了年纪的手艺人售卖自己制作的铝盆、煤炉之类的日用品，看到老房子顶上依次排列的青瓦片，就知道这条老街很有历史。

三十多年前，这条街是名副其实的商业街，每天人群熙熙攘攘，打铁声、叫卖声此起彼伏，喧闹非常。走在这条街上，闻着淡淡的旱烟丝的味道，深吸一口都感觉沁人心脾；听着铿锵有力的打铁声，伴着那清脆响亮的旋律，脚步都变得轻盈。那时候，这里作为县城唯一的主街，曾经无比繁华，车水马龙，十里八乡的人们来到这里谋生活、开眼界，它承载着几代人的回忆。这样的街道在我们县城再难以找到第二条。这就是我出生、长大，以及后来行医一直所在的地方。

几年光景，远处高楼林立，新开发的商业街灯红酒绿，我们这条老街成了偏僻古旧的一条街道。但我的诊所依然几十年如一日地在这里经营着，迎接来自各地的病人。没有了早年间街道的繁华喧嚣，反而使我的中医诊所平添了一份宁静祥和的气氛，来就诊的病人也感受到我的诊所坐落的这条老街是有历史沉淀的。

我们小时候生活的这条街道虽然熙来攘往，但出了这条街旁边就是成片的村庄。儿时的我每天和小伙伴们穿梭在村子与田野之间，嬉笑玩耍，不同时节都有不同的乐趣：天热的时候上树抓知了，下河摸鱼；天冷的时候抽陀螺，下了雪还自己做雪橇滑雪。那时候，小伙伴们经常聚在一起动手做各种玩具，在享受自己劳动成果的同时，也锻炼了自己的思维和想象力。闲暇的时候，总是喜欢围着老人听他们讲一些古老的传说、生活传奇，以及在做人做事方面具有哲理性的故事。现在回想起来，觉得小时候的成长经历对以后学医乃至各方面都有影响，因为那时候没有被过多地管束，人的身体就遵循着自然的本质规律去成长，完全融入自然，切身感受着自然万物和天地气息的吐纳，内心平和、不骄不躁，这样逐渐构建和丰满自己的内心世界和思想境界，都是一种自然而然的状态。现在回想起来，那时的成长环境真是天地有大美而不言。正是因为有了这样美好的童年经历，真切感受到了亲近大自然的美丽祥和，现在和病人沟通的时候总忘不了嘱咐其多参加户外活动，感受大自然的气息，人也会变得内心炽热，充斥着生生之气，这对身体疾病恢复也能起到不可磨灭的作用的。

絮絮叨叨说了这么多，除了让读者对我及我这份中医事业有一个初步的认识，也是自己内心的一份独白吧。遥想当年一个青葱少年，经历了拜师学医，不分寒暑的昼夜学习，以及师父走后独立行医，这些都是重要的人生阶段。为了自己心中的理想，我可以做任何艰难的决定，可以摒弃各种诱惑，始终坚韧地走在这条路上，对现在充斥着人们生活的各种娱乐活动不屑一顾，用心经营着这份中医事业。

我并不聪明，但爱看书，书读多了，其中的精髓就刻在脑子里了

如今，我当年的老师每当带孩子过来看病时，就会感慨地说："咱们这一批学生我就觉得你脑子特别灵活，谁也没想到你毕业后会学中医，还真能钻进去，并且医术这么精湛。"虽然我总是谦虚地迎合这样的夸赞，但我心里明白，自己不算聪明，头脑并不是别人说的那般灵光，只是私下里逼自己要努力一些，勤奋用功一些。

相比同龄人，我的玩心没有那么大，可能受家庭环境影响，加上我是家中长子，从小就比同龄人多一份沉稳。自己的事情很少让别人操心，而且从小就养成了爱看书的习惯。

那个时代政治氛围浓厚，书店很少，卖书的也只是在街上摆上几本小画书，大多是手工绘制的黑白画，一般一本是一个故事，也有分册连续的。这种小画书现在已经很难见到了，那时候虽然仅仅几分钱一本，

可是能买得起的人家还是不多的，到了赶集的时候集市上就有好多的出租小画书的书摊，围着书摊一分钱看一本。但这种小画书画多字少，每页只有在最下方留一行写上文字。渐渐地，我就感觉到小画书内容空泛，已经远远不能满足我的阅读需求了。

于是我到离家很近的县图书馆看书，图书馆的墙上贴着警醒世人的名人名言，诸如"书籍是人类进步的阶梯"这类。我经常在图书馆找自己感兴趣的图书阅读，就这样翱翔在知识的海洋里，看书的时光总是过得很快，有时不知不觉半天就过去了。通过读书，细细品味书中故事的情节，我试着理解书中文章的内涵，感受书中人物的波折起伏。除了当时的流行书籍，我还特别喜欢看科技方面的书，这类书好像一扇窗，打开了我的视野，让我知道外面世界正在发生着翻天覆地的变化。看完科技图书回家，我就给附近的街坊邻居讲以后人们的生活会随着科技的进步而变得轻松高效：洗衣服用全自动洗衣机，只需要按一个按钮就等着晾晒衣服；去厕所还会有自动马桶盖，能自动清洁……他们听完笑得前仰后合的，直说我是异想天开。

时光荏苒，岁月如梭，这些往事在弹指间倏然而过。直到现在我还是这样的习惯，无论何时何地，手边必须有书，每晚也是伴着书入睡。有好书看就让人备感快乐，精神振奋，看到有价值的资料还会激动万分，一些珍贵的知识就慢慢积累下来。这个习惯我几十年如一日地坚持着，床头上永远放着书和纸笔。早晨醒来肚子空空如也，脑子却最清晰，思维敏捷，很多想法都是在这个时候出现的。可是现在许多人却没有形成良好的读书习惯，明明是脑子饿坏了，却拼命往肚子里塞东西。读书和吃饭一样，应该是每个人每天的习惯。

有的人看过我的藏书就会问我，看那么多书能记住吗？对于这点，我的感受就是，多年来，读过很多书，等时间长了，有的细枝末节就淡忘了，但里面的精髓就像刻在脑子里，永远不会忘记，这就像我们每天吃饭一样，我们会汲取其中的精华部分，形成我们的血和肉，读的书也会潜移默化地改变我们的思想，留下来的会融进骨子里，这就是长期的积累和沉淀啊！

唯一欠缺的就是我那时候没有过多接触医学类的书籍，但是这并不影响我在后来的中医学习过程中后来者居上。

随后家里发生的一件事让我确定了以后的发展方向，并树立了目标。

老中医一剂中药治好了堂哥的疑似结核性脑膜炎

我们小时候，卫生条件差、传染病多，经常有同龄的孩子因患脊髓灰质炎无法治愈而留下后遗症，有的孩子甚至得了急性脑膜炎而夭折。那时候由于医疗资源不足，人们经常用一些土办法治病。

在我上初中的时候，我大伯家的堂哥突然不明原因地高热，头痛剧烈难忍，疼得用头撞墙，叫声撕心裂肺，一度抽搐昏厥过去。家人见此情景心急如焚，因为他的妹妹就是这种症状去世的，家人赶紧送到了县医院。医院的医生输液，一天不见好转，怀疑为脑膜炎，紧急转院，家人又急忙送到了省二院，因人手不足，就让我也跟着去了省二院。在省二院急诊室待了两天不见好转，医院做了各种检查，怀疑为结核性脑膜炎，说这种病非常厉害、死亡率很高，又让转到省结核病医院，也就是现在的省胸科医院。

家里人哪经过这阵势，怕耽误病情，于是想办法通过亲戚关系找到省结核病医院的熟人，晚上就转到了结核病医院，这位亲戚特别热心，看我们求医心切，就帮忙找了一位中医大夫，说中医西医都要看，哪方面都不能耽误。来的这位大夫据说是市里有名的老中医，这位老中医我至今还记忆犹新，虽然年岁已长，但走起路来步伐矫健，一看就有作为中医人经常说到的精气神，这位中医大夫给我堂哥号了脉、看了舌头，又问了大人几个问题，然后沉思片刻，就开出了一张方子。我们拿着方子抓了药，堂哥喝完药后又遵医嘱蒙着被子发了汗，睡得很好，早晨起来就没事了。医院医生上午开始查房时，我们早已经跑出去玩了，我们回来后医生一看堂哥身体状态这么好，还检查什么啊，就让堂哥出院了。

这番经历使我对中医产生了强烈的好奇心，我想：如果我们那里有这样出色的中医，那得解决多少百姓的疾苦啊！如果我能对中医知识有所掌握，那是多么了不起的事情啊！如果凭借自己的医术能够治病救人，怎么想都觉得很光彩呢！

孟大夫经常用扎针或几剂汤药就能治好中风病人

堂哥这件事情之后没多久，我就初中毕业了。那时候我毕业在家无事，就天天在家看半导体电路基础，还自己摸索着研究无线电。那个年代无线电收音机是高科技，非常流行，我当时想着一个小木匣子能发出真人的声音真是太神奇了，所以一闲下来就研究半导体、组装收音机，有什么不明白的就去图书馆查阅资料，还心想以后当一名无线电修理工。

我家位于当年最繁华的街道——西街，那时候我家的房子是临街的四合院，临街的两间房子可以做铺面，但一直没有合适的商家租赁，所以闲置着。

梧桐花开的时节，一位五十岁左右的身材魁梧的男士穿着笔挺的中山装来到我们这里，在和街坊邻居打听谁家有闲置的门面房可以出租时，邻居就把这位先生介绍到我家，然后我母亲就很爽快地和这位先生谈拢价格后，热心地帮他把房子打扫干净。在得知来者是要在我家铺面经营中医诊所时，我母亲更是喜出望外，当时就心想我家这是遇到贵人了。这位先生虽初来我们这条街，倒也不拘谨，跟街坊邻居介绍自己姓孟，家里祖上就是行医的，最擅长治疗中风引起的半身不遂。

据我母亲后来回忆，当年见到孟大夫的时候，就如戏文中讲的那样身材魁梧，相貌堂堂。这样的人当大夫医术自然是错不了的，和人说话语气祥和，态度亲切，举止文雅，来看病的病人在和孟大夫交谈后，都有种相见恨晚的感觉，经孟大夫对自己病情的一番讲解，会有种如释重负的感觉，有的病人甚至感慨"可算找到好大夫了"。

那时候国家改革开放没多久，人们已经从物质匮乏的阴影中逐渐走出来，市场开放以后，我们这条街道汇集了各行各业的商铺，各种商品琳琅满目，人们好像一夜间从各地涌来，整条街一片繁荣的景象。人们的穿戴也不像过去那般破旧，也不会再为吃饭发愁，"家无隔夜粮""吃了上顿没下顿"的现象也已经彻底不复存在。取而代之的是人们因为吃得太多、太好而发福，人们的身体骤然间多了许多无法代谢的脂肪，随之而来的就是中风及其后遗症如半身不遂等病证。

孟大夫的中医诊所开业没有多久，就有十里八乡的乡亲寻来看病。孟大夫看病总是那么泰然自若，时而眉头紧锁，摸脉片刻后看看舌象，再和病人交谈几句。病人连连称是，于是看孟大夫开方遣药，然后心怀希望地掂着草药包离去。

孟大夫最擅长治疗半身不遂，好多中风偏瘫的病人经孟大夫扎针或者喝汤药三五天，花钱不多就基本痊愈了，经常有病人家属敲锣打鼓地抬着镜匾来答谢。这样的事情屡见不鲜，在孟大夫看来已经习以为常了，我当时就对孟大夫的医术佩服得五体投地。有的病人经治疗后恢复得特别快，尤其是口眼㖞斜和不能言语的中风病人，发病第一时间送过来，有时候扎一次针就会明显好转。这在我们当地一直被传为佳话。

那个年代，中风偏瘫的病人特别多，总是看到被抬着的中风病人来找孟大夫医治。

那时候，我感到孟大夫的医术特别神奇，总是想一探究竟，所以就一门心思想着投身其门下学习他那精湛的医术，并且，我发现有同样拜师想法的人显然不在少数。

有一次，一个穿着讲究的年轻人用车拉着一位半身不遂的病人来治疗，当时病人是被抬着进诊所的，半边身子不能动弹，也不能说话。据年轻人介绍，病人为他的岳父，从太原退休后前来投奔女儿，可是好景不长，来了没多久就突然中风了，到医院治疗几天后没有任何好转，各种方法用尽，也不见起色。孟大夫号脉后说病人是中了外风，来得还算及时，没有耽误，就开了三剂药。病人吃了一剂就明显好转，吃完三剂药就能下炕了。见到如此好的疗效，这位年轻人备感钦佩。孟大夫当时说，中风在我们中医看来分为外风和内风，年老体弱者，当气候剧烈变化的时候，外感之风邪乘虚而入，用扶正解表的小续命汤治疗。孟大夫还解释说，如果是外风，用对药方，效如桴鼓，当然，诊断为外风还是内风，对医生望诊、脉诊经验的要求很高。经过这番讲解，这位年轻人领略到了中医的神奇，于是他便义无反顾地要拜孟大夫为师，不惜放弃衣食无忧的国家单位正式工作，每天来诊所费尽心思地和孟大夫拉近关系，终于取得孟大夫的同意跟师学习。

看到别人拜师成功了，就更加重了我一心要拜师学医的想法，恨不得时时刻刻在诊所看孟大夫开方遣药。通过全神倾听他和病人的交流，感受他的妙言佳句带给旁人的那种振奋人心的激动，我逐渐被中医文化深深吸引，并为之折服。从小我就觉得大夫这个行业是最受人尊敬的，心中也充满了对这个行业的向往，如若以后有幸从事这行是何等光耀门庭的事！

孟大夫用十四味建中汤治愈出血性紫癜

在我拜孟大夫为师之前，几乎每天都有抬着进来的中风病人，或口眼㖞斜，或舌强不语，往往一针扎下去就能明显见效，针灸不仅效果好，而且简单省钱。也有很多外地的开着小轿车来看病的，那时候街上来了车小伙伴们就追着看，一路小跑跟着小轿车直到停在诊所门口才作罢。

除了常见病，有的危重病人也能在孟大夫这里化险为夷。

每当诊所来了病人，那些爱凑热闹的人就会围过来看孟大夫是如何医治的，对中医充满向往的我也会出于好奇总是夹在人群中抻着脖子想一看究竟。

烈日炎炎的一天，村里人大多摇着蒲扇三五成群地在树下乘凉；婶子大娘坐着蒲团围在一块儿，一边纳着鞋底一边拉着家常；我和伙伴们摆弄着弹弓玩耍。这时只听不远处传来一位中年男人沙哑但很浑厚的声音："孟大夫，您能想法救救我家孩子吗？"我循着声音望过去，说话的是一位四十多岁的大叔，上半身的汗衫已被汗水浸透，紧紧贴在身上，左肩膀由于挎着拉车的缰绳勒得衣服半掉着，满头大汗，紫红的嘴唇也已经干裂得挂着血丝。看来又是一个远道而来的寻医者。再看他身后拉着的小平板车，车上躺着一个精神萎靡的小女孩，用被子裹着，孟大夫的徒弟闻声从诊所出来，把孩子从小车上抬下来，把被子抻开，小女孩浑身浮肿，腰以下整个都是黑紫的。

大叔声音干哑，哽咽着说："孩子才十岁，得了出血性紫癜，在省二院住院半年了，家里所有的积蓄都花光了，还借遍了亲戚朋友，疾病不但没有好转反而越来越重了。医院看实在没有办法，就劝我们回家。可我们看着孩子还有口气在，总不能在家等死吧。我们打听了好多地方，都说孟大夫医术高明，您想法救救孩子吧。"

孟大夫看小女孩浑身肿得已经变了样，腰以下黑紫得不忍直视，无论谁看了都觉得岌岌可危。孟大夫思忖片刻说："我不管医院给孩子定义什么出血性紫癜，我们中医管这叫阴斑，十四味建中汤，吃三剂就能看到效果。"

那位大叔起初还将信将疑，但孟大夫又接着说："想要孩子活命，就赶紧回去把药熬了喝，三天以后你会看到孩子变化的。"大叔用手抹了一把脸，肯定心想：也罢，死马当作活马医吧。他把孩子用被子一裹重新放到小平板车上，步履沉重地拉走了。

围观的人也都逐渐散去，别人就看个热闹，这样的事也许会成为他们茶余饭后谈论的稀罕事，但我那时候就特别留心，想着那个小女孩喝完药后到底会有什么样的变化，这么严重的病到底有没有救。这样想着，就期盼着三天以后那位大叔还会不会来。事实证明，孟大夫的医术实在是高明至极，三天后那位孩子家长过来拿药的时候说孩子身上的黑斑已经褪到了膝盖。孩子又喝了半个月的药，病证痊愈了。

看孟大夫行医经常能遇到惊心动魄的事，有的场景现在想来仍然感觉心有余悸。孟大夫外形高大魁梧，走路生风很有气势，面对一些危急的病证，孟大夫向来临危不乱，很能压住事。

孟大夫用一剂涤痰汤加味治好了破伤风

我印象最深的是一个男孩，被家人用车拉来的时候，男孩尖声嚎叫着，头向后背仰着，嘴唇发紫、呼吸困难、浑身抽搐，我们在场的人都惊呆了，不知道这是什么情况。男孩子的父亲说，孩子在马圈里玩，不慎脚被马圈里的钉子扎破了，当时没在意，结果得了破伤风。孩子的母亲也跟着嚎啕大哭，恨不得给孟大夫跪下。孟大夫说大人不要哭嚎，如果想要救孩子一命，就听他的命令。在场的人都被孟大夫的气势镇住了，孟大夫一边念着药名和剂量，司药一边手脚利索地把孟大夫念到的药物称量好倒在铺开的草纸上。

一位热心肠的邻居拿来自家的药壶帮忙把药煎好了，可是男孩牙关紧闭，已经不省人事，大家就用筷子撬开嘴一点一点把药灌进去。服药后不久男孩渐渐意识清醒，症状得到缓解，到了下午男孩各种症状基本消失了。

当时在场的人几乎个个看得双眼发亮，看得我更是心驰神往，心想如若以后有幸被孟大夫收在门下，教我一招半式，那是何等让人骄傲自豪的事啊！后来拜师以后师父说那次用的是涤痰汤加味的方子，在治疗这个病人之前，已经治愈过好几例这样的病人，听师父这样说，我对师父更是佩服得五体投地。直到现在我还在感慨，时势造英雄，那个时代西医不发达，人们对中医的信任和依赖，成就了一代名中医。要搁现在的医疗环境，即使不严重也肯定会被送往医院，即便是遇到这种疾病，也少有人敢轻易接诊，治疗这种病的方子也就慢慢失传了。

直至现在我依然觉得孟大夫是见过大世面的，孟大夫的气势也是无人能及的。据当年找孟大夫看过病的人回忆说，孟大夫的手好像生来就和别的大夫的手不一样，柔中带刚，病人来了手一伸，孟大夫三根手指头一搭，沉思片刻就把病人的症状一一道来，在和病人交流病情的时候，眼中透出的睿智总能让人屏住呼吸倾耳凝听。孟大夫在我们当地，简直成了众人的精神支柱，大家觉得只要有孟大夫在，天塌下来也不会怕。

没有悬念，孟大夫成为了我的师父

孟大夫租我家的门面房，和我们在一个院里生活，父母和孟大夫的关系就跟一家人一样。由于孟大夫常年一人在诊所忙于接诊，白天忙碌顾不上做饭，我母亲就把饭菜做好了给孟大夫端过去。母亲见孟大夫已经带了三四个徒弟了，就私下询问能不能也收我为徒，以后也好让我有个养家糊口的手艺。孟大夫听了竟然抚掌大笑，说："我早就看上你家这个半大小子了，我看他天天在院里鼓捣无线电，还特别爱看书学习，是块好料子，早就有收他为徒的意思，但就是不知道他跟中医有没有缘分，我得考验一下他。"

母亲赶忙把我喊来跟我说，快叫师父，孟大夫同意收你为徒了。我那时候虽然还没有正式跟师学习，但心里对师父还是有些惧怕的。我看着师父严肃的神色，审视似地看着我，我慌乱得不敢多言，生怕言多语失，但还是凭着年轻气盛倔强地昂着头问："师父怎么考验我啊？"只见他吸了一口烟，缓缓地说："学中医，必须从号脉开始，我有家传的脉诀，从不外传，但看你勤奋努力，我把家传的脉诀教给你。你只能记在心里，不能外传和记录下来。我每天给你一个脉诀，如果你背过了就再给你下一个，不准抄下来，只能记在心里，不能外传。"我一听师父把家传的宝贝都教给我了，就用心记得滚瓜烂熟，不到七天二十八脉就倒背如流了。师父喜出望外，我便开始了真正的临床跟师学习。

我坚信，如果一个人真的对某个行业向往，自然就不惧艰难，会想方设法寻找突破口，极尽全力地接近这个行业。纵使天资并不聪颖，但我也能逼自己勤奋一些，坚持下去。

禀天地自然之气而生的草药是有灵性的

师父收下我后，我心中窃喜，以后可以名正言顺地喊师父了，并且暗下决心一定要发奋学习。当然师父也开始考验我了，按师父的话说，中医看病是要讲究缘分的，学中医更要看你和中医有没有缘，有没有这方面的悟性，生辰八字有没有学医的命。

学徒最先开始学的就是认药和抓药，我那时候年纪小胆子大，对什么都感觉新鲜，在药房学习认药，好多药都想亲自尝尝，探究一下每味药材到底是什么味道。一次我看到了一种好像是川贝的药，就不假思索地拿起一粒放在嘴里嚼起来，当时感觉麻酥酥的，还有点辣，过了三四分钟以后感觉喉咙发烫、火辣辣的，很快胸口胀满、憋闷得疼痛，像猫抓一样难受，说不出话来。当时我就慌了，赶紧向师父求救，师父急忙拿来生姜让我嚼，嚼出姜汁以后慢慢咽下去。大约过了五分钟，我感觉憋闷窒息、喘不上气的症状消失了，可是嗓子好几天恢复不过来。师父告诉我那个不是川贝，而是生半夏，生半夏是有毒性的。我又找出生半夏来和川贝仔细比对，心想这样一颗小小的生半夏，力道竟然如此强劲。

自此以后，在跟师学习的过程中以及后来独立行医后，我总是用心对每味药材细心研究，我深知，正确认识每味药材不是一朝一夕的事，这需要长年累月的积累以及临床实践。

作为一名出生在农村的乡村中医，就像农民在田间地头和土地打交道一样，我也总是能够近距离接触并了解药材的生长环境和习性，甚至要亲口尝一下每种药材成熟之后、刚离开土地是什么味道，再经过炮制之后又是什么味道。那时候师父还经常带着我们，到田间地头找药材、认药材。

亲身感受药物的生长环境，我由衷感叹大自然的神奇和药物的灵性。

那时候野生的药材很常见，每次由师父带着去野外我都会格外兴奋，就好像寻宝一样，每次也是收获颇丰。我们县坐落于太行山脚下，是有名的半山区，平原丘陵深山延绵不断，20世纪70年代国家普查野生药材统计数量达四百多种。每次进山采药，我看到那些植被从春生夏长，到草木萧然，就能切身感受到中草药静谧生长的自然环境，散发着从土地里冒出的特殊的清香，丝毫没有外界的聒噪，每一种中草药都有其各自的生长规则，他们都是大地的精华。每次发现了什么药材，便会听到一旁的师父语重心长地说这是什么药，尝一下是什么味道，用心感受。

每次外出采药完全是步行，一路走，一路寻，就像是一次远足，一路上斗志激昂，走到哪里都仿佛融入了广阔辽远的世界里，师父选择这种方式让我们认识一些常见的药材，是要我们充分地观察并全身心地感知大自然中的一草一木。都说"人非草木，孰能无情"，草木无情，师父却说一草一木皆入药，每味药物的归经就是每味药物要走的途径，它走的路不同，到达的地方也就不同，所起的作用更不同，所以草木也是有灵性的。

春意盎然的时候，田间地垄里冒出绿油油的一片，嫩嫩的，顶着一株骨朵，人们管这叫"婆婆丁"，其实也就是入药的蒲公英，还是很受人们欢迎的野菜。和漫山遍野的植被相比，蒲公英没有灿烂的花朵，却呈无处不在的青青蔓延之势，小小的种子也随风散落。蒲公英的药用价值更不容小觑，它清热解毒、消肿散结。除此之外，它的另一个名字"尿床草"，就向世人昭示着它有利尿的作用。我想，劳动者的智慧实在是可敬可叹，就这一株小小的药草都能根据它的特点、气味以及所能起到的作用而取出相应不同的名字。

当然，那时候出外寻药可不是像现在写的这样诗情画意，那时候师父要求我们首先按植物学的科目把常用的药材进行分类，他还经常跟我们说，要想精准地运用药物，关键看你会不会对比。为什么同样的疾病，不同的病人要用到不同的方子，以及方子中药物的组成是怎样的治疗思路，都要通过学习药物才能深谙其道。比如伞形科植物药材，当归、防风、独活、白芷、藁本、川芎、柴胡、前胡，长相相似，也都有活血止痛祛风的相似作用，但是也有明显区别：当归偏于养血活血补血，独活着重祛风止痛通络，白芷上行头目、散风止痛，等等。这些药物从理论上看来疗效有相似性，但运用起来在身体内的走向和定位却不尽相同，针对病证及着重治疗点也就大不相同。那时，每当看到药物我就会不由自主地思考，它针对什么病证有效，张仲景曾用它来治疗什么证，为什么不能用相似的药物代替。就好像现在人们经常玩的游戏找茬一样，我研究药物也是乐此不疲，以使开出的方子精益求精，治疗才能直达病灶。直到现在，我看到了每味药，都要首先通过同科目对比以了解药物的基本特性。

常识药性，使自己的感觉不蒙尘

除了认药、采药，在临床师父要求我们拿起每味药材，看一下色泽和形状，感受一下味道，根据《黄帝内经》的阴阳五行理论，就要大概知道此药的性质及定位。这就需要常年的经验积累，而且最重要的要使自己的感觉不蒙尘，做到眼明心亮。一味中药就是一门学问，这其中的错综复杂的原理值得我们终其一生去探索。

师父说，要想开出对症的方子，就必须熟悉方剂中每味药物所充当的角色，不仅要从《神农本草经》开始认真地学习研究，还要利用各种机会，亲自尝试每味药物的作用及其在人体的反应。只有对每味药物了解了，才能熟练组成有效的方剂。此外，遇到自己的亲朋好友等容易跟踪的病例，用单味药治疗，更能加深对药物理解。

比如甘草，原生植物生长在气候干旱、环境恶劣的沙漠中，一般的植物根本没法生存，但是甘草的适应性就很强，依然能顽强地生长，它作用于身体时就把这种顽强的生命力发挥出来，激活人体的免疫功能，起到保护人体正气、修复损伤的作用。在《伤寒论》中，有一个很经典的方子甘草泻心汤，以甘草为主药，且在《金匮要略》中被作为治疗狐惑病的专方，狐惑病以口腔及生殖器溃疡为主症。后来接触到黄煌老师的经方理论，其中也提到甘草是天然的黏膜修复剂，这也就更加印证了甘草修复黏膜的作用。

我们县实验学校的一位中年男教师，由于常年的饮食习惯不良导致胃溃疡，经多方治疗无效，来我这里就诊。我就把甘草打粉并加入炒熟的小米粉让他每天服用，一段时间后就痊愈了。这样简单的一味药，治疗各种皮肤黏膜溃疡都有很好的疗效，如儿科常见的口腔溃疡单用甘草熬水喝，或者用甘草粉外敷伤口就能有很好的疗效。通过对甘草的运用，更加验证了上述理论提到的甘草保护和修复黏膜的作用。后来我又用甘草泻心汤加入乳香、没药，治疗口腔溃疡、胃溃疡、溃疡性结肠炎等，都有很好的疗效。

张仲景的很多方子仅有一两味药，这些小方子都是组成复方的"方根"，只有真正理解了每味药的作用才能真正做到运用自如。

麻黄具有发汗解表作用，但是人的体质不同，用量用法也不同，我就寻找机会亲自体验麻黄的用量和用法。一次我患风寒感冒浑身怕冷，有轻微发热，我就抓了6 g麻黄煎汤，中午喝了之后没有丝毫反应，并没有出汗，第二天我就加大药量用了10 g，但过后仍然没有出汗，直到中午吃了一碗热汤面，片刻后身体就开始出汗，汗出透了症状很快就消失了。后来学习《伤寒论》服解表方药后啜热粥以助药力，就很容易理解了。需要说明的是，麻黄用量大了容易引起心率加快、血压增高、失眠等问题，所以我在临床用量很谨慎，尤其对于老年病人。

"人参杀人无过，大黄救人无功。"大黄泻火通便、活血通滞的效果很好，是我最喜欢、最常用的一味药，但是它的用量和适应证难以掌握。大黄的产地很多，常见的有三种大黄：河北的大黄（华北大黄），四川的大黄（南大黄），甘肃的大黄（马蹄大黄）。它们的疗效有明显区别：华北大黄，泻火解毒的效果更好，但是更寒凉，内服容易引起腹痛腹泻；南大黄，泻火和通便效果都很好；马蹄大黄，气味比较浑厚，通便、除胀、消积的效果更好。大黄治疗疾病往往能起到力挽狂澜的作用。因为大黄很常用，我每次到药材市场，就找到质量最好的，准备好一年的用量。大黄功效因受产地、质量影响明显，一旦换了品种，药效的一致性就很难把握，有时还有差异，用于泻下的剂量就更难以把握。

跟师学习的那段经历对我的影响是深远的，直到现在我仍然还有尝药的习惯，对各种药材及开出的方子都要自己品尝，感受一下药物的归经和服药后身体的感觉，确切地知道哪一味药到身体后能起到什么作用。甚至一些服用后会引起不良反应的药物我也勇于尝试，其中印象最深的一次，就是吃附子中毒的经历。

大概在十年以前，我爱人的颈椎病犯了，右肩臂及项背部发冷疼痛难忍，我就给她开了一剂麻黄附子细辛汤：麻黄 8 g，附子 15 g，细辛 6 g。煎药时先把附子煎了一个小时再下细辛、麻黄，熬二十分钟后滤出药汁。当我倒药渣时发现附子虽然已经熬制了一个多小时，但还是完整的。我心想一片小小的附子到底有多雄厚的药力，吃几片看看有什么反应。于是我随手捡了四五片完整的附子，放到嘴里嚼起来，熬过之后的附子吃起来不是很苦，吃下去后舌头麻酥酥的，但没有明显的其他不适。当时是上午，大约半小时后，口唇及四肢有轻微的麻木感，稍微有点头晕头重，反应有点迟钝，但头脑特别清醒，只是说话或行动不受大脑支配了。中午吃饭少许后，头晕头重的症状加重，但躺下好转，于是就睡了一小时左右，起来后各种不适感荡然无存。

当年"扶阳派""火神派"盛行，这些医家擅长用大剂量附子治疗各种疾病。在临床中，我也经常用姜、桂、附治疗一些阳虚疾病，也取得很好的疗效。但我用药谨慎小心，附子用量一般控制在 3~8 g，即使是这样小的用量，一些体质敏感的病人服用后依然会有反应，所以用药的时候就要考虑每位病人的体质差异。

那次尝附子，总体来说症状都不太严重，时间不长就都缓解了，心想附子也不过如此嘛！

从那以后我意犹未尽，总想着再尝一下附子。三天以后，我爱人继续喝麻黄附子细辛汤时，我刻意在倒药渣的时候又把附子捡出来吃了。

吃后过了大约一个小时，和初次服用后的症状相似，头晕头重，舌头嘴唇发麻，但依然不严重，走起路来感觉脚底软绵绵、麻酥酥的，好像喝醉酒的感觉。头脑还很清醒，能躺在躺椅上看书，没有感到明显的不适。午睡后，没有任何不适，但当我吃了两块冰镇西瓜后，身体发生了急剧的变化。起初出现严重的眩晕而且视物模糊，去了两次厕所而且都是溏稀便，四肢麻木，口唇、皮肤发紧，躺下后感到轻飘飘的，好像在空中飘浮一样。看我症状变得这么严重，家人给我熬了甘草蜂蜜水，喝下去之后又都吐了出来，并且感到恶心腹胀，这样反复上吐下泻几次之后，身体几乎处于虚脱的状态。随后立即喝了一碗绿豆甘草汤，睡了大约半个小时，各种症状均得到缓解，只剩轻微的麻木感，还有一个很奇怪的现象就是不敢抬头，一抬头就头晕。第二天早晨起来，所有的症状均消失了。

事后我想，虽然这次和初次吃附子的量相差无几，但前后两次服药后的中毒反应却不尽相同，尤其是第二次服药后再吃西瓜症状要严重得多。我想这就是为什么我们要求病人在服用了温阳的药物后要禁食寒凉之品，如若吃了寒凉之品，温阳药物势必会调动人体的元气攻伐寒气，届时肯定会引起人体严重的排病反应，这也就是为什么用了温阳的药物要禁忌寒凉。此外，我服用的附子是煎药后的药渣，但身体表现出来的症状要比以往服用汤药后的反应更加严重（以前我服用过 20 g 附子汤，也没有明显的不良反应），我就琢磨可能是经过煎煮后的药渣所剩的有效成分比煎出来的药汤含量还要高，所以煎附子时应多煎一段时间，才能使有效成分充分煎出。再补充一点我自己的浅见，我用的附子就是中药市场的通用货，这样看来通用货也是很有效的，并不是人们所说的通用货因为炮制方法简化而失去相应疗效。还有一点心得，绿豆甘草汤解附子毒的起效很快。

不受西医病名的干扰，坚持开小方，才能明白什么是药简效宏

不仅要在实践中学习药物，研究药物在每个方子中的作用，还要学习书本上的知识，把理论基础夯实，才能在临床实践中开出更精准的方子。开方用药就像布阵杀敌，既要面面俱到，又要用药精准，方子才能药简效宏。

师父教我们的方法很独特，总是欲擒故纵。每次给病人开方后，师父让我们不要看方子，先好好学习，以后自然有机会。我们等师父不在时，就会好奇地看师父开的方子，看一眼往往过目不忘。有时候师父在看书，却让我们现在不要看这些书，看多了脑子就乱了，但那样更引起了我们的好奇心，就赶紧到书店买一本用心看。师父的教学方法不是现在填鸭式培训，而是引导我们主动学习。

师父的教学过程中没有耳提面命、传授秘籍，更没有任何技巧，有的是日常的用心读书，从感兴趣的知识点去用心挖掘，发现有价值的东西。除了熟读"四大经典"和"四小经典"，对各家学说都要有自己正确的认识和体悟，汲取其中的精华部分。

那时，我看的最多的书是《医宗金鉴》和《寿世保元》，师父说《医宗金鉴》和《寿世保元》是临床中最实用的、运用最广泛的书，值得每天去研读。

那时候买书不方便，我就利用晚上不忙的时候借阅师父的书，然后把有价值的段落都抄在笔记本上，反复琢磨并背诵，在临床跟师的时候遇到特殊的病人就会在脑海里搜索，书上对于这种病是怎么定义的，然

后治疗方法是什么。那时候遇到简单的病例，师父就鼓励我开个小方，用两三味药去治疗，因为是村里的乡亲，就能清楚了解到病人在喝了这两三味药后病情有什么改善。以此来积累经验。每当疗效显著的时候，我就用心在本子上记录，并用这些真实的病例验证我掌握的理论知识，同时对这些书本上的知识加深了理解。

记得那时候我们村有一个中年大伯，身体魁梧壮实，看着身体挺好的，但就是有个小毛病长年累月折磨着他，他的舌头、嘴唇常年长满了溃疡，别人形容他的溃疡严重程度就说他的嘴都烂了，经常看见他在哪个角落蹲着流口水，疼得吸溜吸溜的，看了好多位大夫，都是给他用泻火清热类药物，见效甚微。为了治疗，他还辗转找到那个年代的伤寒大家任应秋，也没有彻底治愈，还是反复发作。后来找到我师父看的时候，他的口腔溃疡特别严重，已经折磨了他二十年之久，师父就说这个病在别人看来都觉得是小病，通常的治疗思路就是清热泻火，但别人都这样用过了，却不起效，就问我应该怎么治疗。我一看舌质淡而且糜烂，就说他应该吃理中汤，师父听后点头称赞，说我考虑得很对，这位病人常年吃一些寒凉药，久病体寒，再用清热泻火类药物无疑是雪上加霜。病人拿了药回家服用，效果很好，两天后嘴就不疼了，让他多年备受煎熬的口腔溃疡未再犯过。我在学徒时期把他的病治好了，一直到现在三十多年，他周围的亲戚朋友无论大病小灾总要先来找我开药。

从那时我就形成一个习惯，越是疑难、棘手的疾病，越应冷静思考，以寻求最简单的方法解决问题。如果见效了，不仅能为病人解决病痛、减轻负担，还能以此积累经验，精准地知道药的治疗部分和所起到的作用。如果效果不好，还可以改变思路。这样就逐渐地对每味药和每个方子运用得驾轻就熟。如果理不清思路，开方贪大、用药贪多，就会"尾大不掉"，一旦不起效果想改方换方都不知道从哪入手。

中医看病从全面考虑病人的身体状态，不受西医病名的干扰

师父看我每天空闲时就会埋头查阅书籍，想弄明白刚才病人的病到底是什么情况，用药开方的依据是什么，于是就经常教导我们看书一定不能死记硬背，不能教条主义，有疑问的地方不要强解，先记下来，再从临床慢慢体悟，有时疑惑多年的问题，在临床看病时一下就明白了。

师父经常鼓励我们注重实践，不要过多地受那些书本理论的束缚。师父一有时间就给我们讲医案故事，然后通过医案提出问题，让我们深入学习。比如用补中益气汤治好了某病，老师就让我们找出补中益气汤的治病原理，我们找到补中益气汤的创始人李东垣的《脾胃论》《内外伤辨惑论》等著作，然后以补中益气汤为突破口，全面了解李东垣的处方思想，从一个兴趣点转到另一个兴趣点，如饥似渴地主动学习李东垣的全部著作。通过这样由点及面的学习，各种知识就慢慢渗透到大脑中了。

回想当年，真是全身心地投入学习，心无杂念、一心一意沉浸在中医世界，每当小有成就或者有了一点心得体悟，就能真切地感受到扑面而来的快乐。

师父经常说，要抓住一切可以实践的机会，比如身边的人生病了，一定要敢于遣方用药，而且治疗后还要关注用药后的效果。

我大伯家的堂姐从小就得了慢性胆囊炎，经常发作，发作时胃疼、呕吐、无法进食，特别痛苦，治疗多年也没有治愈，结婚后做了胆囊摘除术。术后没有好转，还是经常复发，身体非常虚弱，而且结婚多年未

孕，听说家里有位老中医水平很高，还能治疗不孕不育，就专门从山西回来治疗。我师父看了后说："你跟我学了一段时间了，这个病人是你堂姐，就交给你开方用药，我不干涉。"然后我给她开了十全大补汤加减，三剂药就明显见效。后来我根据病证和体质用十全大补汤合肾气丸加味连续用药两月余，堂姐身体各种不适都有好转，体质改善许多，并且怀孕了，再后来多年胆囊炎从未复发，并且有了两个儿子。这个病例给我带来了很好的影响和口碑，也提高了我诊病的信心，增加了我学医的动力。

师父看我刚开始看病就能准确辨证，于是兴致盎然地跟我讲："你考虑的方向很对，虽然你堂姐的病表面上是被医院定义为胆囊炎，但我们中医看病的时候不能受西医病名的干扰，一定要把控全局，全面考虑病人的身体疾病。"

在后来多年的临床实践中，我总是遇到各种被西医定义为五花八门病名的病例，但是我开方用药并没有受病名的干扰，而是通过病人脉象、体质和具体存在的病证，见病知源，开方遣药，从根本上扼制疾病的源头。

初学医时的那些病例，至今还是历历在目、记忆犹新，无论成功的病例，还是无效的病例，都为我以后学习和提高积累了丰富的经验。

即便遇到危难重症，师父也鼓励我大胆尝试开方，他做后盾

那时候，师父对我喜爱有加，总是说我"不鸣则已，一鸣惊人"，还多次向人提起，得意之情溢于言表。我做什么师父都不反对，总是鼓

励我大胆尝试。

我邻居家的老太太因为严重的肺心病住院了，那个年代的急救措施还很落后，老太太全身浮肿、呼吸急促，随时面临生命危险，医院束手无策。眼看着老太太奄奄一息，邻居就把老太太从医院拉回家准备后事。邻居看着老太太还有口气在，就把我师父请过去看有没有什么办法。师父看完后回到诊所开方，让我也去给这位老太太看看，考虑应该怎么治疗。我不敢懈怠，赶忙去邻居家给老太太诊察一番，回到诊所写了一张方子毕恭毕敬地拿给师父看。师父看后会心一笑，给了我一个肯定的眼神，然后从自己抽屉里拿出自己开的方子对照——小青龙汤加味，一味药都不差。

老太太服用药物后，症状缓解，效果很好，事后师父说把经方用得得心应手了就很不简单了，真正做到药简效宏是始终离不开经方的。从那时起，师父的引导就为我以后很好地运用经方奠定了基础。

那时候，总感觉师父不但对经方运用自如，对历代各家学说都能够了然于胸，集众家之所长，治疗一些疑难杂症甚至危重的病人能够力挽狂澜。治疗中风尤其推崇明代医林状元龚廷贤所著《寿世保元》的中风篇，该篇从理论方药和临床实践方面，全面系统地指导了中风的辨证治疗。

不论何种病证，保津液、护阳气是永恒的主题

师父讲过一个看病的故事。一名干部得了中风，半身不遂，到医院治疗不见好转，反而越来越重，病人家属听说农村出身的师父医术好，就请师父来看，同时也请了医院的一位有名的老中医，想让两位中医会

诊。我师父看病人半身不遂，神志萎靡不清，四肢冰凉、汗出如油，脉微欲绝，断为脱证，就开了四逆汤加人参、山萸肉回阳，那位医生开了补阳还五汤的方子。我师父看了他的方子，说现阳气欲脱，赶快回阳急救或许还有救，现在还补哪门子阳啊，这个方子千万不能服，活血必然阳脱而亡。那位医生解释这是治疗半身不遂的经典方，具有补气活血通络之效。见两人争论不下，病人家属说："你们先走吧，我们自己决定吧。"

事情过去很长一段时间后，师父也快忘了这回事。有一天那位病人的家属在街上碰见我师父了，师父问病人现在身体怎么样了，病人的家属叹息道："我家老人没喝您开的药，喝了那位中医的方子，那个什么补阳还五汤，结果真是被您言中了，没多久就去世了。我们真是悔不该当初啊！"我师父听后，表情凝重，说道："你们也节哀吧，我也甚为遗憾啊。"通过这件事，师父告诉我们临证中不论什么样的病证，保津液、护阳气，是看病过程中永恒的主题。

我师父还经常说"用药如用兵""知己知彼，百战不殆"。我们要搞明白每个方子的制方原理，明白原著作者的真正的用意，明白每个方子的作用点和用药后的反应，明白在心，在临床才能运筹帷幄，决胜千里。

看病也要因时、因地、因人而制宜

那个时候，师父还曾经被湖北省蒲圻县（今湖北赤壁市）的领导亲自请去给退休的老县长治疗半身不遂。非常荣幸，我是唯一被师父点名要求一同前往的徒弟。事情的经过是这样的。

蒲圻县余底村一位八十六岁的老大爷突然中风，半个身子不能动，陷入昏迷，不能吃东西，从医院拉回家，靠输液维持，等儿女回来见最后一面。这位老大爷看起来普普通通，但他的女儿女婿却是大有来头。女婿是蒲圻县的南下老干部人大主任，女儿是蒲圻县的县长。县长说家里打电报让她回家戴孝，她回来看老爷子还有气，就经别人介绍找我师父过来看看，出人意料的是她和我师父还是新中国成立前的同学。我师父问了情况后说："我们先在这里叙叙旧，让我徒弟去看一下就行。"我去了一看，老大爷昏迷不醒，半身不遂，但脉弦浮迟，是典型的外中风，就开了小续命汤，回来向师父汇报，师父说就按我的方子抓七剂，然后对县长说："吃了我徒弟开的药肯定效果好。"结果一剂药后老大爷就清醒了，七剂药后就基本恢复自理了。

县长一行回蒲圻县城后不久，他们的老县长得了同样的病，在医院治疗很长时间没有效果，县长就向老县长推荐了我师父。县里专门派了民政局局长和干休所所长，过来请我们师徒二人到蒲圻给老县长治疗，吃药扎针不到一个星期，老县长说话、半身不遂就有明显好转，县里广播台专门采访报道了我们师徒不远千里治病救人的故事。在蒲圻干休所一个月的时间里，每天排满了来就诊的疑难杂症病人，效果很好，以至于县里的领导和我师父谈话，想让我们师徒留在县医院。

这次跨省治病的经历也使我开阔了眼界，南方和我们北方的疾病有很大区别，南方寒证多、湿证多，风湿病人多，即使是最热的时候，也可在大街上看到穿着棉衣的老人，一看就是虚寒的病人，这也让我明白了为什么南方的"扶阳派"那么盛行。我把这一想法跟师父说起的时候，师父沉稳地说："真正的大夫，应该是热衷于研究任何一门医学文化的，不分派别，取人之长补己之短，看病也要因时、因地、因人而制宜。"师父这一番话，使我的思想境界上升一个台阶。

用小续命汤一剂见效的中风，如今第一时间被送到医院抢救。是时代进步了，还是我们退步了？

在跟随师父南下回来后，街坊邻居都知道我们被外地的官员邀请去治病，每当被别人问及此事的时候，我就备感自豪，觉得跟着师父真是无限风光啊！同时我也更加积极努力地学习，除了日常给一些中风病人针灸，对师父所擅长治疗的各类疾病都下功夫揣摩。

在我跟师学习一段时间后，师父告诉我："中风分中腑、中脏、中血脉、中经络，中腑者在表，中脏者在里，中血脉和中经络俱在中。在表者宜汗法，在里者宜下法，在中者宜调荣。病人初得中风时脉浮迟，用小续命汤治疗，通常立竿见影，能做到这点的大夫将来肯定扬名在外；中内风多见一些脑出血的病人，脉沉实，用承气汤通腑泻热；对脱证病人，用参附汤、四逆汤治疗；对痹证病人则用补阳还五汤治疗。"那时候的病人一旦中风偏瘫后，第一时间不是被送往医院接受各种检查和输液，而是找到像我师父这样的中医大夫扎针喝药，我师父就是因为治疗半身不遂的效果好而远近闻名的。

曾经在广州的扶阳论坛上，李可老先生介绍说不久以前用小续命汤治好了自己的半身不遂，一夜之间，中医界兴起了小续命汤热，当时我抑制不住内心的激动："这不是我师父最擅长运用的治疗半身不遂的方子吗？"

师父教我们治疗半身不遂，让我们必须背诵明代医林状元龚廷贤所著《寿世保元》的中风篇："脉微而数，中风使然。风邪中人，六脉多沉伏，亦有脉随气奔，指下洪盛者。夹寒则脉带浮迟，夹暑则脉虚，夹湿则脉浮涩。大法浮迟者吉，急疾大数者凶。"一直到现在我背诵着还朗朗上口，永远也不会忘记。

现在，中风病人大多会第一时间被送到医院抢救，是难以想到找我们中医治疗的。我时常在想，到底是时代进步了，还是我们退步了。诚然，现代医院对一些中风脑血栓病人实行降压、通血栓、降血脂的治疗也无可厚非，但我们真正要做的，是要知道中风的原因和解决这种状况的根本方法。在刚得病时如果配合中医治疗，往往效果很好。心脑血管病病人有的是中了外风，有的是中了内风，如果能够见病知源，辨证施治，解表通里，往往能够迅速解除病因，达到事半功倍的效果。

在随后多年的独立行医过程中，我遇到的好多半身不遂等心脑血管病例有很多是因为气候急剧变化而使体表受寒引起的。而且大家也可能注意到一个现象，每年冬天寒潮来袭时，电视台等媒体都会及时提醒中老年人注意防寒保暖，让心脑血管病人提高警惕。

多年来，我治疗过很多中风导致半身不遂的病人，坚持用师父传授的这些治疗理念为病人祛除病痛，有的时候还用最简单的方法比如解表发汗来为一些中风病人解决疾患。

在我多年的行医过程中，每当气候剧烈变化的时候，就会有许多心脑血管病人突发中风偏瘫等急症。如果是中外风的病人，通常用小续命汤一剂就能挽回局面；如果是症状较轻的病人，用最简单的姜糖水就能很快缓解病情。

在去年冬至前后，我们村一位村民，平常身体健康，血压偏低，一般很少超过 110/70 mmHg，某个清晨突然感觉头痛头晕，肢体无力，一量血压竟高达 220/110 mmHg，于是急忙去医院，CT 检查结果显示轻微脑梗死，他便住院接受输液降压治疗，两周后血压依然居高不下。后来找我诊治，我一摸脉浮紧，并且病人还有头痛头闷、浑身乏力不适的症状，就告诉病人这是风寒束表，热郁于内。病人恍然大悟，点头称是，说得高血压的头天晚上外出吃饭后身体出汗了，回家时没有穿厚衣服感觉浑身发冷，第二天起床血压就升高了。于是我分析病人中风此时尚在表部，还好医治，方法很简单，就是师父说的解表法，二两生姜多加水，熬开后加入红糖少许，趁热喝下使身体出汗。病人服用一天后，反馈身体出汗后顿感轻松，病症全无，血压恢复正常。

有的病人五志化火，内热生风，甚至腑气不通，症状较严重，病情危急，甚至脑出血，多是身体中了内风，就要考虑通腑泻热，通降阳明，用药釜底抽薪，往往能迅速缓解病情。

几年前，一位六十多岁的病人，因为家庭琐事情绪波动大，突然血压高，手脚麻木，到县医院检查有轻微的脑出血。住院输液七天后，病人病情反而更严重了，病人的手脚不能动，神志不清，不能正常进食，已经开始鼻饲，于是家属请我到医院看能不能治疗。我一进病房，病人口气难闻扑鼻，舌苔厚腐腻，脉滑大沉实有力，腹诊腹部硬实，大便多日未行，这是典型的阳明腑实证。我开大承气汤一剂，鼻饲给药后，下干硬粪便半盆，病人诸症好转，再用羚羊钩藤汤加天然牛黄半克三剂，病人神志慢慢清醒，七天后出院。接着用补阳还五汤调理后，病人恢复如常。

师父祖上几代人传下来的治疗不孕症的坐胎丸

师父那时候治疗一些常见病自然不在话下，除了擅长治疗中风，对妇科病尤其是不孕症的治疗效果在当地也是家喻户晓的。

师父祖上就是行医的，自幼在家中的行医环境里耳濡目染，多年来潜移默化的熏陶为以后师父自己行医做了很好的铺垫。后因各种复杂的原因，师父辗转到北京投奔亲戚，机缘巧合在北京301医院宿舍遇到了一位中医大家，两人一见如故，那位中医大家就给师父传授了好多自己研究的心得和治疗经验，以师父这样的聪明才智，在学习过程中肯定是一点就透。既有家族中医的历史积淀，又有中医大家的帮助提携，师父的医术自然是愈加精湛。所以不难想象，师父在自己行医后短短的时间内，就能够被众多的病人所认同，并且治疗效果被百姓们口口相传。

曾听师父讲述，他家祖上几代人传下来一个治疗不孕症的坐胎丸，按方子配置好药物，药物碾碎制成药丸，每一剂药的药丸数量是一样的。然后让病人分次服下，在这期间坐胎概率就很高，直至药丸剩六粒时停止服药，剩余的这六粒药丸以备用于各种产后病。比如治疗产后无奶，用王不留行做药引熬水送服药丸，产后发热则用防风做药引熬水送服药丸。师父讲他家的药丸当年在我们县很受认可，流传很广，甚至好多外省的病人都慕名而来买坐胎丸求子。那个年代人们的收入水平低，工厂的工人一个月工资才几元钱，但这个坐胎丸一个疗程价格却能高达二十元，仍然很受欢迎。可想而知，师父的这个祖传秘方疗效确实不可小觑。

那个年代物资不丰富，育龄妇女以身体瘦弱者居多，身体疾病多是由于营养不良而导致的，最常见的是月经不调、崩漏、闭经以及由此而引起的不孕症较多。这类病人大多面黄肌瘦、气血亏虚，那时候师父治疗不孕症多用补气养血类的方子调理身体一段时间，待身体状况好转后再用坐胎丸。

一天我们几个师兄弟正在药柜上学习认药材，一位中年妇女表情痛苦地迈进诊所的门，走近一看原来是我们旁边胡同的大婶，她这几步路走得真是艰难。她进来后并没有急着诉说自己的病情，只是支支吾吾地说："孟大夫，我这个月月事总也过不去了，真是太遭罪了，身体快受不了了。"我看了一眼大婶的面貌，脸色发黄，嘴唇发白没有血色，说话声音明显力不从心，气若游丝。师父听她这样一说，点头示意她坐下，然后静静地摸脉片刻，脉诊、舌诊完毕后就把我喊过来让我给这位病人摸下脉看看是什么脉象，然后师父低头开方。我当时刚刚接触临床，才背诵了几首脉诀，摸脉的时候也是心中忐忑，于是小心翼翼地按着师父说的方法把手搭在病人手腕上，心中默默念着最近记住的脉诀，仔细对比。师父方子还没有写完，我就跟师父说她的脉沉迟。师父欣慰地点点头，转过脸来对我说："可以啊，才背了几句脉诀就能摸出病人脉象了，看来还是比较聪慧的，心里不光要明白，关键手的感觉也要敏锐。"

听师父这样夸奖我，我抑制不住内心的欣喜，神情专注地听着师父和师兄弟分析这位病人的病情和脉象。那时候的人们大都扭扭捏捏的，说起自己的病情都不好意思，但有病不瞒大夫。师父说这位病人的崩漏就是因为身体虚弱气血不足，用药以八珍汤加味治疗。那时我时常想，师父不光医术高明，教授学生也真是有一套，时不时会鼓励我们，正面引导我们学习的积极性。

师父每次遇到这样的病例就会念叨人们缺衣少食，农村的妇女劳累辛苦，经历了怀孕期和哺乳期，平常地里的活也不能落下，家里家外都得操持着，所以很多妇女都存在气血不足、津血失养的虚劳证，好多人气虚提不住就会出现崩漏，月事淋漓不止，遇到这样的情况师父最喜欢用的就是八珍汤加活血补血的药。

以当时的社会环境，人们的疾病以及发病原因还是比较单纯的，就是供养不足导致的气血亏虚。师父的洞察力敏锐，在治疗时他总是结合人们的生活境况和社会的整体环境。那时候师父就预言，以后人们的生活水平会逐渐提高的，妇女这种病有可能就会少了。果真如师父所说的那样，在我行医多年后，国家变得富裕，人们的给养变得充裕，生活水平直线提升。但妇科病和不孕不育症病人并没有如师父所说的那样减少，反而人们的身体富营养化，营养过剩的疾病逐年增加了，各种情志方面的疾病更加增多了，并且发病原因比原来要复杂得多，治疗就不能单纯考虑调补气血了。

现在妇女的体质和那时候妇女的体质大相径庭，用药方向也就截然不同。那个年代社会供应不足，营养不良的病人多，女性气血不足导致月经崩漏或者闭经，现在的情况与过去却正好相反，人们的身体越来越富营养化，月经反而越来越稀发，稀发的原因不是身体气血不足，而是能量分布不均衡，上盛下虚，上热下寒，所以产生了众多的不孕症病人。在随后几年的行医过程中，我发现同样的病，人们的身体素质改变以后，治疗起来就不能以单纯的补或泻为主，人们疾病的很多情况就是寒热错杂。治疗这类疾病我通常是调理病人体质，改善身体整体的状况，身体受孕的环境改善了，然后再用坐胎药助孕，自然能够水到渠成。

我们县一位妇科大夫，因为月经淋漓不断，查出子宫肌瘤，于是果断接受宫腔镜手术摘除子宫肌瘤。之后月经还是淋漓不断，就按功能性子宫出血开始服用各种药物控制，结果出血量越发增多，一发不可收拾，两三年间总是淋漓不断。身为妇科大夫，她心里也没底了，生怕出现大出血的情况，到那时候除了切除子宫就没有别的办法了。

于是辗转求助大医院有名的中医大夫喝中药治疗，但各个大夫开的方子药物用了不少，却没有明显的效果。经人介绍她找到我处，当时我望诊观察她脸色发暗，脸上斑块丛生，脉细数，舌质暗，这就是明显的身体瘀滞化热形成的血热妄行，治疗应该以活血化瘀凉血止血为主，但我看她拿来的之前服用过的方子药物都是补气养血止血类的，我当时给病人开了三剂清经汤。病人自己拿药回家熬了喝了一顿，到晚上就打来电话说："李大夫，你的药效果也太神奇了，吃了好长时间激素也止不住的出血，喝了一顿药没过多久出血量就已经很少了。"三剂药喝完，她的病情得到控制。自此以后，这位医院的妇科大夫在临床遇到比较棘手的妇科病时，也是出于做大夫的医者仁心，总是跟病人推荐我。中药治疗能从病人根本体质入手，既解决了病人的病痛，也减去了做手术的痛苦和经济压力。

师父说治病要顺势而为，给疾病一个出路

在临床跟师，总能得到师父的点悟，有时师父无意间的一句话就能使被问题困惑多日的我豁然开朗。记得师父有一次在治病时说了一句治病要顺势而为，尤其是在疾病的正邪交争阶段，只有把握局势，才能达到事半功倍的效果。当时我听得懵懂，但又不敢多问，因为有的问题即使别人解释得再明白，最终还是得回归临床才能够真正体会到。只有遇到这样真实的病例，才能脱离书面上的理论，在临床实践中得到升华。

在夏天，人们会出现上吐下泻的病证，有的是因为暑湿，有的是因为饮食贪凉或吃了变质的食物。治疗腹泻人们通常会先想到止泻，比如暑期多用芳香化湿的藿香、佩兰等止泻，对于脾胃虚寒导致的腹泻会用到参苓白术散，这都是对疾病的正治法。

然而，我师父治疗过一个严重腹泻腹痛的病人，用药让人出乎意料，也让我对师父经常说的"治病要顺势而为"这一道理幡然醒悟。那是一个夏天，我们村的一个年轻人肚子疼拉肚子，在村里吃了很多止泻

药也不见效，就到县医院住院。医院诊断为细菌性痢疾，住院七天也不见轻，发热，肚子疼，便利脓血，里急后重，真是备受煎熬，在这期间几乎能用的方法药物都用了，没有任何效果，老是蹲在厕所里，肚子疼痛下坠起不来，还发热。当时我师父看病人舌苔黄厚腻，脉弦数有力，就开了一剂芍药汤。我一看里面有泻下的大黄、槟榔，就非常担心地问用这些药行吗，是不是用了药会更加严重啊，师父说这个病的治法是通因通用，病的原因是疫痢之毒结于肠内排不出来，人总想上厕所就是人体自然的排毒反应，中医称之为滞下，我们的治疗思路就是帮助人体把疫痢之毒排出去。果然，第二天病人来了，说吃了药没有半个小时就肚子不疼了，发热和拉肚子都好了。我不禁又要感叹，无论何时，我们仍然需要两千多年以前先人的智慧去治愈身体，张仲景提供给后人的智慧锦囊总能让我们逢凶化吉。我们中医治疗疾病的思路就是顺势而为，给疾病一个出路，让身体的疫痢之毒排出体外，而西医治疗的时候却始终秉承对抗疗法，想尽一切办法杀灭细菌，可结果却往往会"杀敌一千，自损八百"。

通过这一病例，我才真正明白师父说过的"通因通用"。治法分为对症治疗的"正治"和见病知源的"反治"，这一理论还是在临床实践中才能加深记忆并灵活运用。就比如泄泻，要想达到止泻的目的，就要分析是什么原因造成的。有时同样以泄泻为主症的两个病体，由于其病因本质不同，治疗方法也不同。一般情况下，人们通常会用温中止泻的方法治疗，才能达到泻止病愈的效果，这就是正治。反之，泄泻的性质是疫痢之毒，食积腹痛所导致的，必须要用泻下法，泻去实热结聚，把疫痢之毒排出去，这时即使是严重的腹泻也要用大黄、黄芩、槟榔等苦寒泻下药才能达到泻止病愈的效果，这就是反治。反治也就是通因通用，即用具有通利作用的药物治疗泄泻等症状。

后来我在行医过程中也遇到很多这样的病例，每次在辨证准确的基础上，切准病机，不被症状表象扰乱，这样才能做到对各种病证及病因明白透彻，治疗才能真正得心应手。

有次我朋友的女儿，腹泻严重且腹痛难忍，服用各种止泻药后均不见成效，来求诊时叙述原因。原来炎炎夏日与朋友一起参加考试，考试归来别人都已通过，唯独她没过。回来后便开始腹痛腹泻，里急后重，按常规的止泻方法治疗无效。所以我诊断其为实热结聚，必须要用苦寒药物泻去实热，于是开芍药汤，用黄连、大黄、白芍，一剂而愈。

指法和定位准了，才能号脉准

在临床跟师学习，不但要对师父治疗各种疾病的治疗思路和方法仔细观察和分析，更要对师父摸脉的一招一式和脉诊所得的病人症状用心揣摩。

脉诊作为中医学一项重要的技能和成就，在历代都被医家强调其重要性，也是一位中医师诊断疾病时不可或缺的重要环节。

记得在我们初学脉诊时，师父首先指导我们号脉指法及准确定位，先下中指，取定关位，再下前后二指于尺寸二部，这就叫做"定关"，定关之后，三指平放。那时候刚接触摸脉，觉得脉诊神奇而庄重，每次师父让我们给病人摸脉都觉得是在做一件神圣的事情。平常不忙时，我们师兄弟还相互练习以准确掌握指法定位的标准动作，领会三部九候和脉之七诊的技巧，为准确地号脉打下了基础。后来我看到很多中医甚至知名院校出来的高才生指法和定位不准，定关位置的准确与否决定指下的每部脉对应的身体脏腑和经络是否准确，如果最初的定关点错了，其他的就都乱了，即使通过脉象诊断病人身体应该有什么症状，也会张冠李戴，再论辨证开药简直是无稽之谈。这样的后果就是通过号脉不能做到见病知源，只能通过病人的叙述，按问诊得来的信息开药，开的方子片面而琐碎，不能整体把握疾病的治疗和趋势，头痛医头脚痛医脚，这也是现在为什么人们都说好中医难遇，中药喝了不少却没治好病的原因之一。

那时候师父对我很严厉，每个病人看了之后让我再号脉，让我说主证，只能说一到两个主证，不能超过三个，师父要求我们通过脉象就要说出病人的主要症状，甚至一句话就要说出病人的主证，说错了就不能再说了，然后看师父给病人说。这样跟师一段时间后，大大提高了我号脉的准确度。那时候跟师父学医的时候我还不到十六岁，我们村的乡亲都知道我这个小孩学中医号脉准，只要有机会就让我号脉，我就抓住这个机会，在人群积聚的场合，人们排着队让我号脉，大大锻炼和提高了我号脉的准确度。

师父经常说，作为一名中医，要做到"眼观六路，耳听八方"。当时听师父这样说觉得有点夸张，但后来才慢慢体会到师父这句话的深意，真的就是这样。中医要做到一望而知，而且要面面俱到，在临床中不仅通过号脉诊断，有时候病人的一个表情或一个动作就能决定我们的治疗方向。这也是现在我经常对我的徒弟说的，病人一进门，看一眼病人的体形、神态，以及相貌，就能把病人的身体状况判断得八九不离十，然后再通过脉诊、舌诊，问几个问题，验证一下，这个病人的理法方药就出来了，这也就是我近几年研究的望诊体质学说的奥秘。

跟师断断续续地学了两年多，我也已通晓各种理论，但临床医术还不算精湛，每天学习的劲头十足，每天睁眼醒来第一件事就看老师推荐的有用书籍，坚持背诵《伤寒论》，然后早早地到诊所给师父打扫好屋子，整理好药箱。

可是天不遂人愿，那一天在我的记忆中永远留下了烙印。1983年正月十四，我师父在回家的路上突发急病摔倒在地，一起随行的儿子急忙送往医院也没有抢救过来，当我赶到医院的时候竟然连师父最后一面也没有见到。当时我感觉天都塌下来了，悲痛欲绝，一时间接受不了这个现实，万念俱灰，我蹲在医院的墙角埋头痛哭，眼泪湿满了衣襟。

师父走后，诊所没人继承，师父生前对我寄予厚望，于是我独自一人挑起大梁开始经营诊所。

怀着悲痛的心情，我把师父生前留下来的医书和医案都细细整理好，坐在诊所恍惚间觉得师父还在那里接诊开方，与病人侃侃而谈，师父的音容笑貌总是浮现在眼前。这样想着不自觉地竟已潸然泪下。

一切整理完毕后，我也整理好心情整装待发，我不能一直沉浸在失去师父的悲痛中，我得继续这份中医事业。

以我的师父去世为分界线，我开始了独立行医的生涯。师父生前对我寄予厚望，我暗暗下决心，一定要学出个样子来，不枉师父生前对我的栽培。我当年刚刚十九岁，要做一个不动声色的成年人了，遇到棘手的病人一定要临危不乱，不能偷偷想念师父，不能遇到困难就退缩了，跟师学医的时候需要毅力，现在独立行医同样需要毅力。虽然当时的压力很大，但我自己给自己打气，并且坚信自己一定可以领略到师父生前所传达给我的从事中医的幸福感。

第二篇

我决心把师父教给我的传承下去，
把师父没有教给我的发掘出来，
一并发扬光大！

中医治病，药简效宏

师父去世几天以后，也就是 1983 年正月十九，我就开始了独立行医。有的病人来看病本来是冲我师父来的，结果来了看到一个不到二十岁的小年轻人坐诊，扭头就走，有的病人干脆不进门，不给我说话的机会。

记得我刚开始行医的时候，北京门头沟一位患有肝硬化腹水的老太太，六十五岁，伴有高血压、冠心病、糖尿病，常年在北京某院住院，身体状况越来越糟糕，丝毫不见好转，听娘家的亲戚介绍找我师父看病。当她到了诊所，得知我的师父早已不在时，起身就要离开。见此情景，我心里就有些不服，沉住气和这个老太太说："这么远的路，您既然已经来了，也别白跑一趟，我给您号脉说您的病情及现在存在的症状，说准了看不看随您，说的不准您扭头就走我绝不会勉强。"老人家和亲戚商量好长时间，最后还是有些迟疑地走进屋。我给她号脉后，把她的不适症状非常准确地说出来，并且给她分析了这种病的发病趋势，以及现在的治疗方案，等等。这样一番讲解之后初步取得了她的信任，我接着说："您这个腹水，我给您开个很简单的方子，就能取得明显的效果。"我当时给她开了苓桂术甘汤，三剂药不到八角钱。老太太提着三小包中药看来看去，将信将疑地走出了诊所。

三剂药后老太太来复诊，喜出望外地说："你开的这么简单的药，疗效却是不可小觑啊，我喝了三天你看我肚子小多了，感觉腹水没有了，身体各种不适的症状明显好转。"听老太太这样说，我对治疗她这类疾病就更有信心了，起初我还担心方小药味少，力度不够，现在想来经方的疗效的确是药简效宏。于是我又开始不厌其烦地给病人分析病情，灌输我的治疗理念和看病的依据。那时候交通不便利，通讯不发达，这位北京的老太太为了找我看病方便，专门在我们县的亲戚家住了好几年，回北京后还经常和我通过书信联系，讲述自己当时的症状，让我给她开方制成药丸然后邮寄到北京治疗身体疾病，后来十多年就再也没有住过院。直到现在，她的很多亲戚身体有什么不舒服的还在找我治疗。

用自己的心去感受病人对疾病的感受，自然就能取得更好的疗效

上面说的那位北京来的病人的故事很快就传开了，人们知道我的药很便宜而且疗效好。病人即使找我看病不拿药，我也会耐心地和病人讲解，让病人彻底明白自己得病的原因以及治疗时应该怎么办。越来越多的人来我这里就诊，有的人没有病就是觉得新鲜，专门来看看这个年轻人是怎么给人看病的。渐渐地，我也树立了信心，病人的肯定是对我最大的鼓舞和激励。因为有的病人看我年纪轻轻就觉得我经验不足，生怕我医术不好给耽误了病情，所以我除了专心提高自己的专业知识，提高医术外，还要精心做好医患沟通，和病人说出的每句话都要慎重考虑，以此来打消病人的顾虑，放心地让我医治。

初上临床的时候，每天面对病人我也是诚惶诚恐、如履薄冰，但凭着对病人的热情，以及当初学的功夫扎实，很快我就取得了病人的信任。同时，为了提高自己诊病的准确度，我每天用录音机把看病和医患交流的过程录音，待病人走后反复听，通过推敲录音找到自己的不足或

错误，进行改进提高。听录音的时候，我会思考当天看的病有哪些是疑难的，我处理的方法是否得当，反复推敲自己的言谈举止，思考能否让病人稍稍放心，从而化解病人内心的恐惧，增强病人战胜疾病的信心。通过这个过程也会发现新的乐趣，每天面对的都是不一样的病人，不一样的问题，这样的经历多有意义。记得20世纪60年代给周恩来总理看病的名医蒲辅周曾经说过："别人在给周总理看病的时候，觉得荣幸之至，就容易紧张举棋不定，我在给周总理看病的时候，就是把周总理当作一个病人看，用平和的心态，自然能够处方自如。"所以我经常跟我的徒弟说，我们给病人看病，要把病人当作自己，和病人角色互换，去感受病人心理状态对疾病的感受，将心比心，自然就能取得更好的疗效。

西医难治的重症肝炎、持续几天几夜的高热，中医几剂甚至一剂汤药就治好了

有一次，一位老人家带着女儿来到我们这条街上寻找医生，他的女儿十五六岁，精神萎靡，持续发热好多天，浑身乏力、发黄，恶心呕吐，不能吃东西，在县医院检查出肝炎，各种指标太高，让她转到石家庄的医院住院治疗，但因家里经济困难，实在承受不了住院费，就到我们这个中医一条街挨个诊所问。别的大夫听他这样说感觉孩子的病情太重，都不敢接诊怕承担责任。问到我这里时，我想起以前师父治疗那例出血性紫癜的医案，虽然两种病截然不同，但师父说的那句话"不管医院给孩子定义什么病，我们中医看病以辨证为准"回响在耳边。我就对这位老人家说："我给你家孩子看看吧。"那位老人迟疑片刻，还是把女

儿带进来了。这个女孩舌苔腻，脉弦滑，我判断为典型的暑温，就说："我开一剂药，你回去熬了给孩子喝下，如果症状减轻就不用去石家庄了。"当时看老人家不太相信我，待他们走出诊所后，我还追出去嘱咐他一定熬了药让孩子喝。

第二天，那位老人家兴冲冲地过来，跟我说那剂药喝完了，孩子的热退了，要求再开三剂。后来又复诊了一次，前后喝了不到七剂药，到医院检查各项指标恢复正常，各种症状也消失了。

那时候的农村，医生治好了疑难的病证，人们会口口相传。我深知一个大夫有了好的口碑，这比什么都值得。当然，好口碑的前提是大夫的医术精湛。每当十里八乡的乡亲过来说，同村的谁谁在我这里治好了病，推荐他过来看看，我内心都受到极大的鼓舞，更加努力地奋进，以使自己的水平更上一个台阶。

那个年代，重症病人是对我们中医水平的极大考验，只有胆大心细，开方简洁高效，才能有立足的空间。对于普通的头疼脑热，人们都是自己想一些不花钱的办法解决。比如，发热了喝些姜糖水并盖上被子发发汗，哪里受风了拔个火罐等。

有一次，一位女病人持续几天几夜高热，头痛剧烈。别的病人发热是身上干热，吃了退热药就可汗出热退，而她发着高热还伴有出汗，吃退热药出汗了但热不退。她的家人着急，就把她送往医院，医院输液也无济于事，于是她的家人找到我，我给她开了一剂桂枝汤，并且嘱咐家人让她喝药后喝些热粥，然后盖上被子睡一觉。第二天，病人起床体温恢复正常，未再复发。医院的医生也觉得不可思议——一碗药汁既解决了病人发热的问题，也止住了头痛。我心想这有什么难的，医院的医生也不过如此吗，张仲景早在两千多年以前就告诉我们："太阳病，头痛发热，汗出恶风者，桂枝汤主之。"但我马上又提醒自己，不能沾沾自喜，自己做得还远远不足，要做一名出色的中医，这才万里长征迈出了第一步。

西医的糖尿病浮肿、肾炎，中医早在两千年前就给出了简单实用的统一治疗思路

春去冬来，转眼间独自接诊已经快一年了。独自临床的日子，一个人既开方又抓药，每天忙个不停。跟师学习的时候，老师就让我们熟读并且背诵《伤寒论》，有的条文虽然记住了，但理解不深刻。自己上临床了，结合临床遇到的实例和病证就能慢慢体悟《伤寒论》中的每一句话。我也想像师父那样，在临床中遇到病人的病证了，就随口把《伤寒论》中的相关条文念出来，并解释疾病的成因和传变规律，遣方用药手到擒来。

我从各个角度去学习和理解《伤寒论》，把常用的方子都拆解开来，分析每味药的药性、组方原理和用药依据。此外，我还认真揣摩每个方子的组成，理解《伤寒论》中两味药组成的方子，并把它们作为方根组成了众多复方，用以治疗各种复杂的疾病。由简入繁，这样以此类推，乐此不疲。

入冬的时候有位病人过来找我看病，我一看其面目浮肿，而且病人自述除了面目浮肿还伴有手脚肢体肿胀、浑身不适的现象，到医院检查为肾炎，有蛋白尿和潜血，要住院输液治疗，由于病人觉得身体浮肿，如果输液可能会加重肿胀的症状，不愿住院治疗，这就给我们中医提供了发挥本领的契机。我摸脉感觉脉浮数，舌诊舌淡苔白，开处方越婢汤：麻黄 10 g，石膏 20 g，甘草 6 g，生姜 10 g，大枣 20 g。病人服药

一剂明显见好，三剂浮肿全消，续服三剂各项指标化验正常。

这样的病人见得多了，我就发现每年入冬后都会有很多这样的病例，这种现象在农村尤其突出，多为中年妇女，晨起有面目浮肿、眼皮浮肿的现象。慢慢地，我发现了规律，那时候冬天取暖措施不完善，我们北方过冬的时候，就在屋里生煤火取暖，容易得这种病的人往往与其体质有关，多见于太阴体质。太阴体质的人着凉了最容易出现水肿，其实就是皮水，及时应用汗法，对证治疗，往往效果很好。

有的病人平时健康，并无他病，但一到冬天也会出现这种现象，晨起面目浮肿，伴有头痛头闷、浑身不适，下午就会自行消失，到医院检查正常。我就告诉这类病人用汗法，或喝姜汤发汗，或洗桑拿汗蒸，出点汗就会好转。我总是寻求这种最简单的方法，既为他们解决了病痛，又免除了去医院检查的开销。

在写这篇文章的这几天，就有几个这样的病人，其中一个较严重的是患糖尿病多年，最近突然浑身浮肿，于是赶紧住院检查，蛋白尿（+++），血尿（+++），按糖尿病肾病被收住入院。治疗几天后，浮肿现象不见消退，蛋白尿、血尿持续，于是医院要给病人做肾穿刺。病人于5月7号下午经人介绍找到我处，说不愿做肾穿刺，能不能用中药治疗。我一摸脉脉浮，病人浑身浮肿，典型的皮水，越婢汤证。但方子开出来后我犹豫了，因为听到病人说自己最近血压很高，我当时考虑到越婢汤中含麻黄，我担心病人服用后可能会引起血压升高、心悸等不良反应，为安全起见，于是便告诉病人回家用三两生姜，多熬水，趁热服下让身体透彻地出汗，浑身浮肿的症状就会缓解。

两天后，病人家属反馈说，喝了姜汤之后，病人出汗透彻了，浮肿慢慢都消了，准备出院。有的时候病人的病看着复杂严重，但经方效如桴鼓，张仲景告诉我们的是一种治疗思路，有的情况即使不用原方，方法用对了就能起到很好的疗效。

大多肾炎病例，尤其是小儿肾炎，初期就是张仲景的越婢汤证的皮水。在急性肾炎的初期，如果医院按肾炎治疗，身体虚弱的会使疾病长驱直入，病情往往会发展成慢性肾炎。但我们中医治疗的时候，通常是用解表发汗的方法，把疾病往外赶，往往能取得很好的疗效，甚至喝碗姜汤，身体的水肿即可随汗而解。

同样是更年期，病人体质不同，中医的治疗方法也不尽相同

只要找对病机，用简单的方子甚至是食疗方法就能治愈看似棘手复杂的病证。

为了总结规律，每当身边的亲朋好友有什么身体不舒服的，我就尽量用《伤寒论》的单方甚至单味药治疗，这样既方便我跟踪治疗，及时了解病人服药后能起到什么疗效，也能够总结出这些单味药适用于哪类人群及其相对应的病证。《伤寒论》好像一个宝藏，我每天都在挖掘新的东西，并且养成了做笔记总结经验和规律的习惯。每当有所发现就会心中窃喜，这样学习的过程是充实而快乐的。

记得我刚开始行医的那几年，我母亲四十多岁，更年期症状明显，心烦失眠，晚上还出现五心烦热的症状，尤其是到了后半夜天快亮的时候，就因身体灼热而醒，然后出一身汗。起初我就按少阴病用黄连阿胶汤给母亲治疗，喝药后有效果，但是不明显，考虑到她脉弦数，失眠心烦，就改用柴胡加龙骨牡蛎汤，但见效也不是很明显，在这治疗期间还用过柴胡桂枝汤、知柏地黄汤，都没有彻底治愈。后来我看王清

任的《医林改错》，里面讲血府逐瘀汤，其中有一条适应证就是天亮出汗，就想到我母亲的面色暗、舌质暗，明显为瘀血的特征，于是就给她开了一剂血府逐瘀汤，我母亲服下后当晚就没有了这些症状，以后再未复发。

后来，在临床经常遇到天亮出汗的病人，我用这个方子治疗，效果通常比较好，但也有效果不好的。于是我就总结经验，天亮出汗就是早晨阳气生发的时候，阳气被郁，热盛外发的过程。虽然同样是这种症状，发病原理一样，但是如果病人体质不同，治疗方法也不尽相同。如果体形瘦弱、皮肤白嫩，属于太阳体质，治疗时用柴胡桂枝汤效果最好；如果是骨骼硬朗、体形黄瘦的少阳体质，伴有比较明显的神经症状，用柴胡加龙骨牡蛎汤效果明显；如果面色暗、舌暗、月经不调，为瘀血体质，用血府逐瘀汤效果最好；身体壮实的阳明体质，内热明显，可以用葛根芩连汤。就这样，通过在临床中逐渐总结出来用方的规律，明确了不同体质用药的不同倾向，从而在治疗中达到好的疗效。

抽丝剥茧，见病知源；熟识药性，精准用药

在临床中遇到任何一种病证都能发人深思，不断思考怎样学习和运用经方，每个方子适应于什么人群和病证，从而在临床运用的过程中逐渐加深对药证和方证的理解。有时候一味药就可能改变你对一个方子的认识和定位。

有一位女病人，六十岁，口腔溃疡几十年，经常发作，近来口腔溃疡非常严重，好多天吃不了东西，因为多年前她女儿曾在我处成功

治愈不孕，就来我处治疗口腔溃疡。当时我望诊观察这个病人心情烦躁，精神不振，身体状态疲倦乏力，唇内侧和舌两侧溃疡，且病人自述最近腹满不欲饮食，失眠，大便稀，舌淡胖有齿痕，苔黄厚，于是开了甘草泻心汤，因为以前用甘草泻心汤治疗口腔溃疡效果很好，治愈过好多这样的病人，而且张仲景定义甘草泻心汤是专门治疗狐惑病的经方。可是病人吃了一顿药后就找过来，诉说服药后口腔溃疡疼痛加重，口腔、食管和胃都是灼热的感觉，异常难受。于是我就反复思索，到底是哪里出了问题，结果发现这次用的干姜和以往的干姜不同，以往的干姜比较陈旧、口味淡，这次的干姜新鲜，性味比较燥烈辛辣，于是我就开了三黄泻心汤加甘草，让病人赶紧熬药服下，症状才慢慢缓解。通过这个病例，以后我用干姜时，如果不是用于回阳救逆，而是用于寒热错杂的病例，都要用土炒一下，除去其燥热之性，或者改用炮姜。

这些成功或失败的病例，都能使我总结经验。任何一个病证无论简单还是复杂，在临床治疗的时候都要做到抽丝剥茧，真正做到见病知源，有时不能被复杂的病情局势所迷惑，有时又不能被简单的表象所干扰。那时我还是用纸笔开方，没有电子档案，所以每隔一段时间就把之前的处方——翻阅，觉得有价值的医案就会记录在册，这样脑子里有了扎实的理论基础，临床又有丰富的医案供参考。所以那时候通过对比不同病的治疗方案，以及同样类型的病用药方向的不同，都使我及时总结经验。在这个过程中，我的医术也逐渐得到升华，开方更加精准，用药都要精确到每一味甚至克数。那时候下的苦功直至现在对我的影响也是深远的。

我是传统中医，但我不排斥西医，二者是可以优势互补的

　　随着病人的增多，我发现很多病人患的是疑难杂症，有的拿着医院的检查结果来诊，我脑海中的西医知识就远远不够用了，我就开始搜集各种西医的书，还通过在医学院读书的朋友借来他们的教科书，从西医的解剖学、生理学、病理学开始全面系统地学习西医的知识。虽然我用中药治疗疾病，但更要通晓西医的知识和治疗方法。在这个学习过程中，经常有人问我，作为一名中医，在学习西医的过程中有什么感想，因为好多中医西医之间都互相排斥，彼此不认同。可是我却不这样认为，我觉得凡事要客观评价，中医西医各有所长，没有哪一门学问是绝对高明的，每一种文化都有值得我们学习并良好运用的地方。西医研究的理论我们可以借用，西医善于研究细节而且对引起疾病的原因明确，只是和我们中医考虑的层面不一样，但道理可以借用，这也可以给我们提供一种治疗思路，只是方式方法还是按照我们中医的思维来定夺。

　　学习的知识面广了，思维就会逐渐丰富，就会更加认识到不同的学术观点、不同的派别有不同的治疗风格和用药思路，也都有自己的闪光点，都值得我们去学习。没有必要把别人的东西抨击得一无是处，来映衬突出自己，我们要做的就是研究好自己的学问，取其所长补己之短。

　　我的一个亲戚是某中医学院的院长，知道我苦心钻研中医知识，对各类医学书籍都非常痴迷，就把他们学校的过期杂志整理了几大箱子带回来。其中有些是五十年代的中医杂志，当年的这些医学杂志含金量很

高，都是很有名望的中医大家在上面发表的有价值的医案和治疗经验，这些杂志一直到现在我都仔细保存着。

用中医的思维开西药

有一位来诊的病人，跟我讲述他的孩子从小到大的治疗经历。他说孩子从小就容易感冒，一感冒就会发热，然后长期咳嗽。家长爱子心切，孩子一感冒就会给他用各种药物治疗，而且还经常给孩子输液，每次输液总是不见好，而过几天孩子出现腹泻的症状，他就知道孩子的病也就快好了。

然后我就给他分析，为什么孩子输液几天后病情会好转，这其实并不是药物起到了治疗作用，而是因为给孩子输液之后，孩子身体被寒凉的液体侵袭，导致孩子出现腹泻的症状，之后肠胃的积滞就会被排泄出来。既然如此，为什么不在孩子得病初期就用一些通腑泻热的药物治疗呢？给孩子输液最后导致腹泻，用的不是药物的正作用，恰恰是药物的副作用。这位家长听后也恍然大悟，很是认同我所讲述的这个道理，还回想起以前孩子在生病的时候，起初用各种抗生素消炎，但还是无法扼制病情的发展，等用了几天抗生素之后，开始出现一些副作用，上吐下泻之后孩子的病情也就逐渐好转了。我就分析说这就是因为孩子本身肠胃积滞严重，肠胃实热，而液体寒凉，起到了通腑泻热的作用，所用的并不是液体的治疗作用，而是液体本身的寒性作用导致孩子腹泻，才使孩子实热的病情得以缓解。

我在治疗小儿秋冬季腹泻的时候，也是通过辨别其是寒性还是热性来用药。通过观察或询问便样来辨别寒热，如果是水样便或消化不良、完谷不化的酸腐大便，孩子的面色发白或发青，手脚肚子发凉，喜温喜揉，这就是寒性的腹泻，应该用温热的理中汤或收敛的枯草杆菌二联活菌（妈咪爱）治疗。这类寒性的腹泻千万不要滥用抗生素，因为抗生素类药物偏寒凉，不但起不到治疗作用，反而会加重腹泻的症状。如果是热性的腹泻，小儿多数伴有发热、呕吐，排便有异常臭味，面部发红，嘴唇鲜红，舌红苔厚，手脚发热，孩子排的便腐蚀肛门，致使肛门皮肤红肿，我常用葛根芩连汤或白头翁汤加减治疗这类热性腹泻。另外，如果是热性腹泻，在治疗的时候用对抗生素，效果还是可以的。

我经常说，作为中医，用中医思维来使用西药，能明显提高西药使用的准确性，降低使用的盲目性，将副作用降到最小。

作为中医，不仅要熟练掌握中医的辨证思维，还要懂得西医的辨病论治，明白西医对疾病的研究和定义，做到辨证与辨病相结合。

作为在农村行医的乡村医生，各种病人都会遇到，有的乡亲不喜欢喝中药，要求开西药，我就用中医的思维去用西药。比如高血压的病人，需要常年服用降压药，有时候效果不好，就让我推荐其他的降压药。我看到人们只是认为贵的就疗效好，最新一代的药物效果就会好，其实不然。我会根据病人体质的寒热虚实和药物的性质，开出既符合西医辨病又符合中医辨证的药。比如水湿壅盛的高血压病人，就应该用利尿剂或伴有利尿作用的降压药；而心率快、心输出量高的高血压病人，就应该用 β 受体阻滞剂以改善高血流动力状态；如果高血压病人血脉淤阻，就应该用钙通道阻滞剂来扩张冠状动脉和周围血管，起到降压作用。

在用西药的时候，辨证论治，因人而异，可以减少或避免不良反应，明显提高西药使用的准确性。

在临床，通过观察发现，抗生素类药物一般性多寒凉，具有清热解毒的功效，可以用于实热性的细菌感染者；而在服用阿托品后人体会出现面红耳赤、口干、心率快、烦躁发热等症状，由此可以判断阿托品是一个大热药，可以用来燥湿敛汗、解痉止痛；而像阿司匹林、布洛芬等药有发表之功，可用来镇痛解热。

这样用中医的思维去区分西药，治疗既符合原西药适应证的疾病又符合中医辨证思维，可以提高临床疗效。

医生一条街

20 世纪 80 年代，市场开放，允许个体医生开业，我们这条街是县里著名的医生一条街，聚集了多家中医诊所，还有很多没有正式营业的土郎中，每到赶集日，街头还有扎针卖药的流动土郎中。人们遇到了疑难杂症也就习惯性地想到我们这条街，喜欢到这个街上找中医号脉，有时就一家一家号脉试探医术的好赖，谁说的最符合自己的病情就找谁看。

也就是这样良性的市场竞争，更加锻炼了我号脉的准确度。除了号脉我还开始留心观察来诊的病人属于哪一类体质，通过病人的体形和长相特征判断其体质，这类体质好发哪类疾病，疾病在身体面相和体征有哪些具体表现。那时候初有这样的念头，并且在《伤寒论》六经辨证的引导下，兴趣盎然地边学边用，并把临床观察所得的经验慢慢积累，形成自己独特的以六经辨证为基础的诊断方法。直到现在，我仍在不懈地研究各类人群的体质，以提高自己的诊疗水平。

那时候，在我们这条街上，有几位在我们当地享有盛誉的中医大夫，他们看病各有特点，在临床都有独特的治疗方法，作为晚辈，我就亲自去拜访，人家倒也不吝赐教，每次都对我醍醐灌顶一番。有不方便拜访的，我就通过朋友或者病人收集他们的处方，琢磨他们的诊疗方法，很快了解了他们的治疗特点。每当搜集到各名家开出的处方，我就顺着他的思路摸索，抽丝剥茧，一点一点把它解剖出来，这个过程也让人很愉快。我从中总结出值得借鉴的治疗思路，从每个成功或不成功的医案都能学到东西，通过分析他们的医案，就感觉这些疾病的诊疗过程好像已经生动地呈现在我面前一样。

和我在同一条街行医的蔡氏老中医，八十多岁了还在诊所坐诊看病，新中国成立前他家在我们当地甚是显赫，有着祖传八代中医的美誉，家里还开着当时在我们县城最大的药店，他治疗脾胃病在县里声名远扬。因为我和蔡老爷子沾亲带故，于是就趁闲暇时去他家的诊所向他讨教，发现他治脾胃病的好多方子都用大量的黄芪和枳实，常用量一般都在二两，最小量也用一两以上。我就请教老爷子用这个药的依据是什么，他说就是脉不欢，我就好奇地问什么是脉不欢，他眉头一皱说："我也说不上来，你就在临床慢慢体会吧。"后来我就留心感受老爷子所说的，时间一长终于理解了不欢脉的真实感受，就是脾为湿所困，清阳不升，浊阴不降，人体升降出入的通道受阻。脾胃居于中焦，中枢不运，人就会困倦疲乏，用黄芪健脾提气，用枳实降气消积，一升一降，脾胃斡旋恢复并带动人体气血运行旺盛，人体就会恢复动力，这就是蔡氏老中医治疗疾病用黄芪、枳实来升清降浊的思路。

我们县的另一位名医看病也很有特点，当年中医院名誉院长贾亚夫，处方丸药最喜欢用天王补心丹，汤药最喜欢用三仁汤。我通过他的徒弟也是我的老同学，了解到他用药的依据基于《黄帝内经》的病机十九条："诸痛痒疮，皆属于心。"也就是各种痛证、痒证和疮疡往往与心火有关，用天王补心丹养心阴、清心火，往往能收到意想不到的效果。

有一位医院的朋友讲了自己的亲身经历，他因坐骨神经痛而腿疼，他自己开了一些药吃了很长时间却没有效果，就找同院的贾院长给看看。贾院长摸了脉，看了一下舌头就开了方子，然后让他去药房抓药。排队的时候他看到方子开的又是三仁汤，就返回去找到贾院长，把方子摊在桌子上，指着药味说："贾院长，我腿疼开三仁汤，没有一味药治疗腿疼。"贾院长说："你看你舌苔厚腻，是体内水湿停滞，湿阻脉络，才会出现腰腿疼，我开的三仁汤效果很好的，你放心吧。"他吃了三剂药后果然效果不错，腿基本不疼了。

那时候，医院的处方都给到病人自己手里，行医过程中我就留心收集了大量贾亚夫院长的处方，以及他治疗过的病人的反馈，用心体会这位名老中医的用药思路，从而有了自己对三仁汤应用的新的体悟，对《黄帝内经》病机十九条的"诸湿肿满，皆属于脾"有了新的理解，也由衷地佩服贾院长把三仁汤运用得出神入化。

那时候，作为一名普通的乡村医生，接触医院的大夫机会还是很少的，虽然和他们是同行，但总觉自己在这样一条普通的街道开个小诊所看病卖药，总是微不足道的，交往最多的还是像我这样的民间中医，但话又说回来了，直到现在我依然觉得高手在民间。

当年我们这条街上有位老中医韩兰生，无论是扎针还是用药都很具有传奇色彩。他每次给病人扎针，都是一边摸脉一边下针，一针下去感受脉形有什么变化，然后再继续按脉象下针。他用药也是这样，按照药物的药性归经把用药指征准确定位在寸口上的各部脉上，凭脉象加减药物。当年我们邻村一位村民，在石家庄市医院被确诊为肺癌，也没有很好的治疗方法，就回到村里找到韩大夫用针灸结合药物治疗，在治疗一段时间后，先前各种不适的症状基本消失了。听说了这样惊奇的事情，我就去向他请教。去了几次他的诊所，我发现他的药柜很简单，所有的药大概也就二十味左右。

原来韩大夫开出的处方，基本都是以小柴胡汤为主随证加减，他还耐心地跟我讲怎么凭脉加减运用小柴胡汤，把常用药物的相应指征准确定位在每部脉上。这也为我以后在临床中更加灵活地运用经方打下了一定基础。韩大夫的凭脉用药定位的方法，也使我开阔了思路，为我以后逐渐摸索出《伤寒论》辨证模型奠定了基础。多年后，我在网上论坛学习经方大家的学问时，看到伤寒学家胡希恕先生善于运用大柴胡汤从而得外号"大茶壶"，不禁想到我们这里早在二十多年以前就已经有一名"小茶壶"了。

那时候，附近一位小有名气的老中医刘江涛，善用附子治疗疑难杂症，也就是现在的"火神派"。他开的方子药房都不敢给抓，因为用附子量大，但他总是拍着胸脯和别人说用药就不能畏首畏尾，他就让病人多抓几剂放在一起熬，然后作为一天的量分顿服下。他经常在我的诊所门前经过，每次都看到我除了看病就是在埋头苦读，就经常过来给我讲解扶阳的思路，探讨医案。他还很欣慰地跟我说："我们这条街被叫作医生一条街，诊所可谓鳞次栉比，但医生水平却是良莠不齐。我从来没见过谁像你这样，能够扎下心来踏踏实实坐在这里看书。就冲你这股学习的劲头，医术肯定不会差的。"正所谓同声相应、同气相求，他总是喜欢来我的诊所传授他的扶阳法，并且互相讨论一些疑难疾病的治疗思路。

通过搜集各名家的处方和用药方法，研究他们的治病思路，我也逐渐形成了自己的看病风格，有了自己的心得体悟。

连动物都能凭借本能寻找到治病疗伤的草药，可随着人类文明的进步，人类的这种本能为什么退化了？

除了学习前辈们的治病经验，在行医的过程中我还结识了好多知识渊博的人，他们的思想和渊博的知识都对我产生了不同的影响。我们县北贾素村的一名中医毛树均，出身书香门第，遍览儒释道等各家文化，尤其对中医各家学说非常精通，但由于当时特殊的社会原因，博学多才的他到底也没有走出山窝去扬名立万。可能是这种怀才不遇、知音难觅的心理作祟，当他听说年纪轻轻的我就医术不一般的时候，就寻到我的诊所和我探讨学术、切磋医术，我很有幸总能听到他慷慨激昂的陈词。和他接触得多了，也就慢慢了解到他对中医的历史，古代的各个学派真是如数家珍，和他聊什么学问他都能信手拈来，各家学说于他来说已经了然于胸。我后来在学习各个学派的学问时，也在一定程度上受他影响。他还指导我学习古代各家的学说和特点，跟我推荐学习什么书，以及临床方面的书籍和各种独特的诊疗方法，这也大大开阔了我的眼界。

一路走来，我拜访了很多民间中医，这些前辈都在我多年的学习过程中有着深厚的影响，我在心底尊称他们每一位为我的老师。接触的老师不同，他们相差悬殊的治疗风格，灌输给我的不同思想，就像熬各种中药，最后熬出来的都是精华，积累沉淀出的众多道理，就像那性甘微苦的药汁，让人一饮而下，病去身轻。

多年的所学、所悟、所想，最终还是要回归到临床，扎根于实践。脱离了临床，再多的理论也只能是无根之木、空中楼阁，这也是在多年临床过程中感受到的，真正看病的时候可能并没有高深的理论，只是凭着对疾病的把握和感受。在古代甚至近代战争年代，某地突然暴发疫情的时候，人们缺医少药、异常恐慌，却束手无策，突然发现某个山村的食草动物，比如牛羊总会安然无恙。不出所料，人们跟踪牛羊遍寻山野才发现它们凭借着动物的本能已经寻找到了一种救命的药草。这些事情在历代都屡见不鲜，可是却发人深思，连动物都知道自己的身体病了需要什么，为什么人却不知道自己需要什么呢？是人在进化的过程中把自身的本能磨灭了吗？

　　每当在临床遇到想不明白的事情，我都会沉下心来认真思考一番。有时候我就爱钻牛角尖，为了更好地解决问题，我就跟村里的年长者讨教，他们阅历丰富，对平常的头痛脑热总有自己的小办法，这些方法通常都是来源于生活。那时候医疗卫生条件差，人们有什么身体不舒服的就让年长者扎针或者拔火罐，这些方法才真正体现了劳动人民的智慧，这种智慧虽然未曾被记录在案，但和真正临床所用方法的思路是大体相同的。

　　在我小时候，村里有一位不识字的老太太，用土办法治疗疾病效果很好，村民有个头疼脑热的都喜欢找她，不花钱效果还很好，甚至我还听说好多医院治不了的疾病在她这里都能用一些土办法治好。我就留心搜集她治好的病例，发现她治疗疾病的思路很简单，首先准确地判断疾病是风气、是火气、还是寒气引起的。如果是风气，就喝姜汤发汗或者拔火罐，立竿见影；如果是火气，就用清火通便的槐角茶；如果是寒气，就仍用姜汤发汗，每次都能取得很好的疗效。这在她看来，判断一个病人是不是有风寒，是寒是热，都是再平常不过的事情，即使不懂医术也能够一眼就分辨出一个人是不是有风气，可是这么简单又重要的事情现在却被人们忽略了。后来我学习了《伤寒论》，明白了《伤寒论》的六经辨证，其实就是从临床实践和病人的真实感受去进行辨证论治。

老太太心地善良，当年用这种简单的方法为老百姓治病，所以在我们村里很有声望。每到秋天我们几个同龄段的男孩子就用长杆敲下很多槐角，然后给老太太，她用蜂蜜浸好后炒成黄彤彤的槐角茶，遇到身体火气大的病人就免费送，那个时候我妈妈就喝过这个茶，我也偷偷喝了。槐角茶汤颜色红彤彤的，喝起来味道苦苦的，甜甜的，一直到现在还能想起那种又苦又甜的味道。槐角茶去火通便的效果非常好，如果便秘严重的就配上大黄片，很多上火的疾病喝几天就好了。那个时候人们生活水平低，胃寒的很多，她就让人们吃胡椒理气散寒。一个胃病病人，脾胃虚弱、消化不良，身体羸瘦蜡黄，于是她就地取材，建议这位病人每天用生姜50 g、羊肉100 g炖汤，然后吃肉喝汤，通过饮食调养，时间不长病人就恢复了健康。

就这样日复一日、年复一年，我集众家之所长，潜心学习，逐渐形成了自己的用药风格和治疗思路，开出的经方药简效宏，也得到病人的认可，病人群体也由原来的十里八乡的父老乡亲拓展到外地，甚至还有海外的病人。

虽然小有成就，但我也没有沾沾自喜，每天也在不停地学习，把自己在临床中总结的有价值的东西整理出来，每天伴着书入睡。睡着了大脑也没闲着，好多疑问就是在睡觉刚醒来时似睡非睡的状态下想明白的，尤其是在饥饿的状态下，那个时候脑子最清醒，最有灵感。突然来灵感了，就赶紧拿笔记下来，有时候找不到笔生怕忘记了，就讲给我爱人听，生怕第二天想不起来了。

回归正统，精研传统脉学

最初开始学医的时候，我从师父传授给我的脉诀和四小经典的《濒湖脉学》学起，跟师过程中，师父手把手地教我，使我掌握了最基本的脉象的脉形特点、辨别方法及主治病证，并且能在临床熟练地运用。但随着时代的发展，病人看病已经不再是盲人摸象，任由大夫按自己的理解对其脉象进行解释，病人要求知其然还要知其所以然，甚至有的病人久病成医，比大夫还要精通各种病名以及医院的各种检查项目。于是，我便开始不满足于最古老的脉学辨证，开始研究各种各样的新型脉学，比如许跃远的《中华脉神》、寿小云的《寿氏心理脉学与临床》，等等。这些现代脉学把传统脉学和西方的全息理论结合在一起，可以准确地判断人体的疾病，按这些新型脉学脉诊三分钟，芝麻大的结石都能判断出来，让人感觉高深莫测。我也是孜孜不倦地学习，每当有所体悟便会让我激动不已，用这些新的理论结合实践，诊断疾病准确度比较高，说出来的疾病名称都是西医的病名，这也让病人惊叹准确性。

在研究脉诊的那几年，我纠结于各种奇形怪状的脉学研究里，后来我发现有的学问帮助我成长，但有的却带来负面影响，比如思维会受到西医病名的干扰，从而影响我临床对疾病的判断和把握，更影响了我对病源的研究和治疗。比如，我发现同样一个急性肾炎水肿的病例，如果按新型的脉诊定义，就可能按肾炎用药治疗，如果按中医来定义，脉浮就是一个皮水证，用解表发汗的方法就能立竿见影。通过一系列的临床实践，我发现，真正辨证还是需要传统的中医理论和传统的脉学为疾病定性。我们是地地道道的中医，我们看病要有中医人的思维，怎么能让西医的病名干扰呢。我还反思，临床中遇到的一部分脑梗死病人，病证初期就是中风表证，如果按现代脉学定义脑梗死，治疗时就会盯着病人脑部的血管痉挛和血栓，用中药活血化瘀，但中医的思路就是用汗法缓解病人身体内部的压力。我们认识的疾病应按中医这套理论来分析原因和治疗方案，否则怎么能够底气十足地说我们中医治病能够标本兼治，做到见病知源呢？

脉诊作为中医诊病的主要手段，虽然很重要，但没必要故弄玄虚，更不能神化它，任何脉诊学问都是为临床服务的，而不是为了单纯发现病。于是我变换一种思路，取其精华去其糟粕，掌握了这类通过脉象准确判断病人病证的方法，但我真正要做的是见病知源。中医这门学问来源于乡土，要真正做到回归自然，用心去感受，才能真切地体会到脉诊给我们所传达的信息，找到病在里还是在表，在上还是在下，是热证还是寒证，在脏还是在腑。通过各种脉象总结病证在身体的表现。为了更准确地总结脉象的规律，我还在电脑上列表格进行统计对比和分类，以便加深记忆，并总结了好多摸脉的口诀，更细化了各部脉所出现的《伤寒论》病证。经过这番努力，我便平心静气地总结出了自己的适用于临床的脉学。这个过程真可谓是"路漫漫其修远兮，吾将上下而求索"。

现在我通过摸脉，就能把病人现有的各种症状一一罗列出来，然后通过问诊得到印证。其实这些存在于身体的症状就好像散落的珠子一样，我要做的就是找到那条线，把症状串起来。找到这条线，病的缘由及治疗方法也就出来了。就这样，通过大量的临床经验积累，慢慢捋顺，我形成了自己的以《伤寒论》为基础的六经脉学。

治疗任何疑难病症一定先看有没有表证，有表证一定先解表

在我摸脉水平直线提升的时候，我心里也有点沾沾自喜，心想通过摸脉就能准确无误地把病人的病证和存在的症状都——描述出来，那是何等的神奇啊。可是人外有人，山外有山，我在农村每天面对十里八乡的乡亲，就如坐井观天，丝毫不知道那些伤寒大家看一眼病人就能开方遣药。当我听了胡希恕先生的《伤寒论》讲座后，领教了真正的伤寒大家是如何看病的：一天几百人的门诊量，他有时只需要看一眼病人就能够判断此病人有什么症，是什么病证，以及需要哪一类方剂治疗。我的虚荣心就此消减了许多，埋头转向另一个更加广阔的领域去汲取知识，那就是开始用心研究总结各种不同人群的体质，通过望诊观察病人的五官特征、体形等，然后划分为不同的体质类型。这个过程现在想来真是酣畅淋漓，甘之如饴。

《伤寒论》作为一本流传至今近两千年的临床辨证治疗书，其中的病案及治疗方法是古代先贤智慧和经验的结晶。于是，我将在临床上的所见所得结合《伤寒论》逐条地摸索，总结各种病证及对应的不同人群。《伤寒论》六经辨证是提纲，这本书通篇都在讲病例，是一本实实在在的临床诊断书籍，里面简短的一句话甚至几个字就概括了一类病或者一种人。我读《伤寒论》时，常常去想象那个年代的社会环境和病人遭遇，好像穿越到了那个年代。

在《伤寒论》序中，张仲景开篇便说道："余每览越人入虢之诊，望齐侯之色，未尝不慨然叹其才秀也。"早在春秋战国时期，扁鹊就能

从齐桓侯的气色中，看出病之所在和病情的发展。扁鹊善于运用望诊来判断疾病，就连医圣张仲景也要赞赏不绝，所以张仲景所推崇的除了精准的脉象之外，还很侧重望诊的研究。《伤寒论》对证候的很多描述都是基于望诊，其中有很多条文对疾病的定义都有病家相关体质和外貌形态的描述。为了更好地提高望诊的准确性和对病人体质的把握，我也逐渐加强对《伤寒论》的研究。

《伤寒论》中开篇就是太阳篇，太阳主一身之表，表证分表实和表虚。体质强壮的人有表证，容易表现为表实证，这种体质的人有表证时，症状比较严重，反应强烈，容易发高热、恶寒、浑身疼，但病容易痊愈，不易留下后遗症，这类体质的人皮肤粗糙干燥不容易出汗，体形偏胖、偏壮实；体质瘦弱的人有表证，容易表现为表虚，往往出现出汗、身疼，虽然发热但不容易高热，这类体质的人体形多偏瘦，面色白嫩，平时容易多汗。其实在临床最多见的是邪气郁于表，表证常携带慢性化，经常感冒，感冒虽然不严重，但缠绵难愈，甚至一年四季感冒连绵不断，这就是我讲的"风气常携带、感冒慢性化"的病人，这种病人，时间久了会患很多疑难杂症甚至是恶性病。

"太阳之上，寒气治之，中见少阴。"太阳寒水主寒主表，足太阳膀胱经作为身体的边防线，最容易受寒邪的侵蚀，一旦寒邪入侵，身体感受外邪之后，战争就会发生在身体的外围，体质壮实的人得了太阳病，表现为表实证的麻黄汤证，体质虚的人表现为表虚证的桂枝汤证。太阳少阴是一家，一个主表一个主里，是相对的表里的关系，太阳的根是少阴，风寒之邪从太阳经整个后背部入侵伤及人体后，人体就会从心肾调动阳气去抵抗风寒，人体的元气即阳气，津液、血、阳气过多，人体就会发热，如果少阴能量不足，不能为太阳提供能量的时候，人体抵抗力下降，就会出现太阳膀胱经的症状，膀胱气化失司，产生膀胱蓄水证或者膀胱蓄血证，出现烦躁不安的精神症状。如果水停皮下，就会出现颜面浮肿的现象，即越婢汤证，例如我经常见到有的病人在肾炎初期，就是水气蓄积在皮下，这时用解表发汗的方法，比如喝点姜糖水，病情很快就会得到缓解。

《伤寒论》共398条，有178条专门论述太阳病，其中很多条文都是论述太阳病误汗、误下导致的疾病。本来很简单的疾病，由于误治造成了很多复杂严重的疾病。现在很多复杂的疾病，是由于误用寒凉药物伤及阳气造成的，比如现在很多人身体稍微有点不适，就会用各种药物过度治疗，很多的药物尤其是西药都是寒凉的药物，会损伤人体的阳气。太阳和少阴相表里，太阳的能量来源于少阴，太阳的能量和阳气不足，人体的抵抗力就会降低，少阴元气不足，抵抗力就降低，不但容易感冒，而且在感冒后病邪不容易清理，甚至内陷，形成很多变病和合病，造成一种身体慢性表证常携带的状态，也就是我说的"风气常携带"。

经常见到一些体质比较差的"风气常携带"的病人，我就留心观察这种慢性表证是什么状态，发现表证往往与风、寒、暑、湿、燥、火互相交结，会出现很多不适的症状，比如身体疲乏无力，肌肉酸痛，关节疼痛，甚至头痛头晕等，所以好多疲劳综合征都是存在表证的，这种表证在面貌也会表现出来。其实好多老百姓虽然不懂医学知识，但往往也能够看出一个人是不是有感冒伤风这些表证。

通过望诊观察病人面相，我发现典型的表证给人第一感觉是具有虚浮貌，皮肤不通透，肌肤紧张不自然，有的病人面目肿胀，而且表情呆板，有时手脚也有肿胀的现象。诊其脉象，这类"风气常携带"的病人的脉往往不一定是浮脉，有的反而会出现沉迟的脉象，这时候辨别病人是不是有表证，就不能单纯依赖脉象，而是要通过望诊，更容易判断病人是不是有表证。

这类"风气常携带"的病人，无论当时医院诊断是什么病，只要是诊断有表证，辨证准确，透邪解表，病情很快就会得到缓解。其实我们老百姓凭自己的感觉就知道用简单方法治疗自己的疾病，比如太阳伤寒的疾病，主要是浑身怕冷、发热，头痛，浑身疼，自己喝点姜糖水，蒙被子发汗就好了。好多看似难治的疾病初期，用姜糖水驱邪外出就有很好的效果。现在我们得病了，反而不知道自己的感受了，到医院输液，用很多清热解毒的甚至物理降温的方法，本来在人体表面寒性的疾病，不是驱除外邪寒气，反而用凉药，损伤自己的阳气，寒邪不但不能外出，反而入内了，就会形成好多变病或者并病。

举个很简单的例子，在临床中有些平时血压正常的人，突然血压增高，也查不出什么原因，就服用降压药，很多这种类型的高血压初期其实就是表证，表被郁，身体内部压力过大就会血压升高，用很简单的方法解表发汗，把身体内部的压力疏解，血压自然就平稳了。可是这么重要的事情却被人忽略了，只是用降压药，这样就会使外邪内陷，时间长了就对降压药形成了依赖。

后来我在给徒弟讲《伤寒论》理论的时候，为了让他更好地理解表里寒热的概念，我就让他先观察周围的人或临床遇到的病人，首先通过望诊去看一个人有了表证其面貌和体征有什么特征，过后不久他跟我说，发现无论伤寒、伤热还是伤湿，只要是有表证的人其面貌是一种浮肿貌，皮下肌肉紧张而不自然，皮肤毛孔看着是不通透的状态。这也是我经常跟徒弟灌输的一个伤寒理念，大夫要练就一双能识别病人表里寒热的火眼金睛，随着经验的积累还要在临床逐渐培养望诊，只要看一眼病人的面相和神色就能辨别病人适用哪个方子的能力，反过来又能根据这个方子说出适宜用该方的这类病人的体形及各种信息，这样互相印证又大大增加了临床能力。

后来我在临床遇到好多中老年人甚至一些年轻的上班族，他们对自己病情的陈诉就是浑身疲乏，肌肉酸疼无力，头痛头闷，浑身没有一处舒服的地方，但去医院检查又没有任何器质性病变，有的女性病人出现这类症状就会觉得气血不足，男性病人就强调壮腰补肾，可是吃了好多大夫开的补气调血药丝毫不起作用，身体还是运转不起来，每天的状态就是身体极度匮乏，做什么事情都是心有余而力不足。这也就是我常讲的风气致病论。

因风气引发的疾病很多，脑血管病、高血压、心脏病、肾炎、乳腺增生、卵巢囊肿、风湿免疫性疾病、产后风、癌症初期等就是感受了风邪或寒邪，也就是感受了外风，再加上元气不足，或者是表证常携带引起来的。表不解少阳压力就会过大，里不解少阳的压力也会增大，经过多年的临床摸索，我发现很多疾病都是因为表里不通三阳合病，甚至合并三阴的病证，造成人体气血经络不通引起的，所以解表通里、和解少阳是永恒的主题。

当年我师父用扶正解表的小续命汤治疗半身不遂的依据是脉浮迟，也就是中了外风有表证，用小续命汤往往是一剂药就见效，而现在西医治疗半身不遂有了更先进的溶栓疗法，效果也很好。但是经常有一些脑血栓初期的病人，用西医的常规疗法不见效果，甚至加重，这个时候才想起我们中医。很多病人都有脉浮发冷怕风的表证，这个时候我们用小续命汤效果非常好，只要表一解，各种中风的症状马上就会好转，这样也对西医的溶栓疗法起了增效的作用。这个时候我总是想起当年我师父对我的教诲："治疗半身不遂一定先看有没有表证，有表证一定要先解表。"

不管遇到什么样的疑难病症的病人，我首先观察他们是不是有表证，临床中遇到好多这样的病人就是"风气常携带"，表证缠绵不愈，这个时候我们就要用扶正祛邪解表的方法，让疾病从哪里来就到哪里去，只要元气足，表一解，身体马上就会感到轻快。

通过对《伤寒论》中太阳病望诊的研究，我对太阳病的发病原因和传变规律有了更加深刻的认识，以太阳病的望诊研究为切入点，为六经辨证的研究提供更有力的证据。这样的思考研究也使我在临床对运用每个经方，以及准确地分析病人的病情有了很好的指导。对方子和药物的把握更加精准，对疾病的治疗也就更加胸有成竹。

很多看似疑难病症其实是食物积滞产生郁热导致的，用简单的通腑泻热方法就能解决

张仲景在《伤寒论》阳明篇，开篇便说"阳明之为病，胃家实也"。足阳明胃经和手阳明大肠经，其实整个阳明经就是人体的消化道，贯穿于人体内部，起着疏散营养排泄废物的作用。阳明经主里，上与大脑相通，如果阳明经有热，热郁于内，排泄不畅，这些邪热就会长时间郁结于体内，郁结于上部，人体就会出现头昏脑涨、头脑不清楚的症状，引起一些脑血管、脑神经方面的疾病，甚至引起脑肿瘤。因肺与大肠相表里，大肠经不通，会引发热邪郁结于肺部产生肺热，从而引发哮喘、肺炎等病。热邪郁结于肝胆，就会诱发肝胆的炎症和结石类疾病。

在这个时候，人们往往被病人严重的表面现象所迷惑，而不知道得病真正的原因是阳明经有积滞而产生实热或燥热。这类阳明证的病人在临床可见于各个年龄段，儿童和老年人甚至青壮年都可能会发生不同程度的阳明腑实证或燥热证。通过多年临床的观察及经验总结，我发现同

样是阳明经郁热所造成的疾病，由于发生在不同年龄段，病人所表现出来的病症也是不尽相同的。

如果儿童肠胃积滞，阳明经产生郁热，则会出现上火、口舌生疮、高热不退等病症，由于排泄不畅，孩子就会经常感冒发热，甚至一些常见的儿童传染病严重的高热不退也与阳明经郁热、腑气不通有关。而一些年轻人由于身体相对壮实，阳明经一旦有郁热，身体则会把郁热通过别的渠道排解，比如在面部长痤疮或者口舌生疮，有的还出现鼻窦炎、额窦炎、毛囊炎或者皮肤湿疹这类上焦火盛的病证，严重的时间长了还会出现高血压、高血脂等病证。一些中年人因为阳明经功能强壮，肠胃吸收能力强而代谢能力差，加之生活水平高，身体富营养化，就容易出现三高症，甚至好多人还有脂肪肝。如果发生在老年人身上，由于他们各器官开始退化，一旦身体内部有郁热，就会出现头目不清利、头昏脑涨等现象，久而久之就容易得脑血管疾病。

出现这种症状的原因，有的是由于贪吃食多造成的，比如有的儿童天生的食欲旺盛，吃什么都觉得香，吃饭一定吃到都要吐了才罢休。我在临床观察这类孩子都有一些共同特征，比如体形偏胖，口唇及面部暗红且皮肤汗腺分泌多，油脂分泌旺盛，整个身体好像个小油包，身体燥热，容易上火，感冒后容易高热不退。

由于这类孩子头面部的气血过多积聚，所以当这类体质的孩子状态不好时，就会好发头闷、头痛涨满等上火症状，严重时面部油脂多，导致长痘长疮，容易得鼻窦炎、额窦炎等，我将这类体质的人叫作阳明人。

不仅仅是阳明体质的孩子容易食积，其实各种体质的孩子都容易有食积的现象。孩子的身体还是比较简单的，基本上除了外感就是内热有积滞，以前老人们常念叨"若要小儿安，三分饥与寒"。可是现在每个家庭对孩子过度溺爱，给孩子的供养远远超过孩子本身所需要的，孩子一旦积食，全身气机不通，导致抵抗力立马下降，稍有风吹草动，马上就感冒发热。这种情况我通常用最简单的方法给孩子解表通里，表一解，再通里排大便，自然热退病愈。

记得我刚开始行医的时候，邻县一位家长带着孩子找到我们西街，一家一家地找中医大夫给诊治。原来这个孩子咳嗽很长时间了，医院诊断为肺炎让住院输液治疗，我一看孩子舌苔黄厚，肚子又硬，而且一按肚子孩子就叫嚷疼不让按。我就跟家长说这个病好治，我们中医讲肺与大肠相表里，大肠堵住了，势必会产生肺热，孩子就会出现高热、咳嗽甚至是肺炎，只要大肠一疏通拉几泡屎就好了。于是我就给孩子开了一角六分的药。家长看我开的药这么便宜质疑能否有效果，我担心他不给孩子吃，就追出门去再三叮嘱一定要给孩子吃了这几包药，我开的药效果很好的。后来这位家长再来找我看别的病的时候，跟我说他家孩子吃了两顿药后排了好多坚硬的粪便，高热随之退了，也不咳嗽了。他从此就特别信任我，至今三十多年来，家人朋友一旦有什么病症一直风雨无阻地赶来找我医治。

阳明腑实证除了在儿童身上常见以外，一些老年人也经常出现这类病证。有的老年人身体素质差、脾胃虚弱，消化不良、排泄不畅，甚至有的年老多病卧床瘫痪的病人，肠胃几乎没有蠕动的能力，更容易产生阳明腑实证。记得我一个朋友的父亲在医院住院多日，不明原因地烦躁失眠，不停地叫嚷，各种不适的症状简直让老人难以忍受，于是便请我去医院给老人看看。当时我一进病房门，便闻到老人浓重腥臭的口气，然后通过脉诊和腹诊判断老人是卧床多日消化不良，阳明经实热有积滞，于是便给老人开了小承气汤。老人喝了一顿后排便顺畅，倒头呼呼大睡了两天，各种不适的症状随之而解。

阳明人的外貌及性格心理特点

通过多年的临床观察，我发现有一类人可以称为阳明人。这类人在外形上体格壮实、肌肉丰满，总是一种心宽体胖的状态，他们面色红润有油光，说话声音洪亮，性格豪爽、大大咧咧、心直口快，做事也是放荡不羁。

阳明人在青壮年阶段，由于自身体质原因，阳明经气血充足，多气多血，如果状态好的时候是一种很好的体质，但由于过多的摄入高热量的东西，使身体负担过重，就会出现诸多病态。比如能量充足，上冲头部，头面部的气血过多集聚，就会出现面红耳赤，甚则面暗舌紫，容易头痛头晕，面部长痤疮，或者心烦失眠等。如果这类病证不能很好地治疗，没有从根源上遏制得病的源头，随着年龄的增长，还会出现高血压、高血脂、高血糖等疾病。这并不是危言耸听。阳明经以凉燥之气为主，宜清降，如果身体没有良好的排泄途径，就会诱发很多疾病。我通过多年的临床观察发现，很多突发性脑出血甚至脑瘤病人，他们的体质本身属于多气多血的阳明人，而且得病前的身体状况多是身体内部压力过大，气血多拥挤于上部，表不透，里不解。这种能量在内部集聚而不能外解，是疾病突发的主要原因。

这些对阳明人体质的观察以及他们这类人易得疾病的趋势，都是我多年来通过临床观察总结得到的。除了阳明人的体质及得病趋势，我在接触这类病人的时候还用心观察阳明人的外貌、性格及心理特点。

八碗凉水治胃病

近日有一病人来就诊。该病人年过花甲，身体干瘦，有着几十年的胃病，每天吃饭非常谨慎，只能吃一些容易消化的食物，一点生冷的东西也不敢吃，整个身体状态看起来很虚弱。诊完病后，病人与我聊起他多年的治疗经历，还与我谈起他在治疗过程中一次不可思议的尝试，也正是由于这次尝试，使他的脾胃状况一落千丈，不可逆转，每每想到此便后悔不已。

原来在三十多年以前，这位病人在政府机关部门工作，当年他的身体偏瘦，胃弱，但还算健康，只是偶尔会不思饮食、消化不良。一日在工作时，他感到肠胃不舒服，由于气胀、憋满，便捂着肚子伏于案上，表情痛苦，恰巧单位的电工来他的办公室维修电路，见此情景便上前询问。待他向这位电工说明自己的病况后，电工豪爽地拍着胸脯说这个胃病好治，说自己有一个治胃病的秘法，是当年从军队转业后在山上碰到的一位白胡子老头传授的。方法简单，还不用花钱，且屡试不爽，电工身边已有好多人用此法治好了胃病。病人一听喜出望外，问是什么神丹妙药竟有如此之功效，愿闻其详。于是这位电工便告诉他方法很简单，就是不挨地的深井水，连续喝三天，每天喝八碗，三天之后胃病便能不药自愈。病人一听觉得真是太神奇了，问："喝凉水还能治胃病，这是什么道理？"当时电工看病人半信半疑的样子，就跟他说起以前的治疗经历："当年在东北当兵的时候，由于气候恶劣，在野外训练时长期匍匐于地上受凉，落下胃病，稍微着凉就会胃部疼痛、腹胀腹满，在部队经过治疗也没有起色。后来转业后当电工的时候，有一次在山沟里架线，当时整天户外作业，加上天气寒冷，胃部又着凉了，就胃疼、胃胀满，蹲在地上捂着肚子。这时走来一个放羊的白胡子老头，见我表情这么痛苦就询问了情况，得知我这是常年的胃病就告诉我这个方法。"于是电工回家后开始遵照老人家说的这个方法，第一天喝了八碗凉水，但并没有什么反应，第二天又喝了八碗，喝完后肚子咕噜作响，然后拉了几次肚子，第三天继续喝了八碗凉水以后，反应剧烈，胃里翻江倒海，把肠胃里的东西排泄一空，后来排便清稀如水。自此以后，肠胃一下子轻快了，胃病再也没有复发。听电工讲述了这样离奇的治疗经历以后，这位病人也想不明白这是什么道理，但见电工语气坚定且胸有成竹的样子，决心试一试，怎奈何病人这小身板三碗凉水下肚后，肚子便开始咕噜咕噜地叫唤，喝完凉水没多久，胃里便开始翻江倒海、剧痛难耐，开始上吐下泻。此后便一发不可收拾，胃部症状延绵不绝，身体素质每况愈下。可是病人至今仍想不明白，为何电工用此疗法三日后胃病自愈，而他自己却有这么大的反差呢？

听病人说到此，我想喝凉水治胃病这个方法，虽然有的人实施的过程中可能有效，但这样的治疗难免有剑走偏锋之处。细琢磨一番，我明白了那位白胡子老头向电工传授的这个方法治胃病的道理所在，也明白了为什么电工用后胃病得到治愈，而这位病人用了这个方法之后适得其反。原因就在于任何治病的方法都是对体质和证候有要求的，无论用什么方法或者药物治疗疾病都是要讲究辨证的。没有任何一个方法或者药物能够毫无二致地适用于任何人。

道理很简单，那位当电工的退伍军人肯定身材魁梧、体格健壮，他第一天喝凉水可能只是感觉凉，并无其他不适，第二天会有泻下的感觉，但也能忍受，第三天八碗凉水一喝下后，上吐下泻无法自控，将胃里积滞的食物排泄得一干二净，使得肠胃一下子轻快了，从而病去大半。这就说明，这个方法或许对于体质偏实、体格壮实的人有效，因为这类人本身肠胃积滞严重，而这个方法就相当于中医的泻下之法，所以有肠胃疾病而且是实证的人用了这个方法之后起到荡涤肠胃的作用，用后自然能够起到一定效果。但若是体质偏虚或脾胃虚寒者用了这个方法之后，无疑是对胃病的治疗雪上加霜。

我如此详尽地分析之后，病人恍然大悟，原来此法是有体质要求的，并且告诉我那位电工确实是身材魁梧、体格壮实。经过我这一番解释，他明白了任何疾病的治疗是要求辨证的，只有辨证准确，正确用药施治才能取得好的疗效。

当我了解到这个喝凉水治胃病的原理以后，想到多年前在我们当地也曾经有一位老太太，在给人看病的时候也主要以这个方法治疗各种疾病。据传闻，老太太治疗各种疑难杂症效果特别好，甚至能治好癌症，经过她的治疗哑巴都能开口说话。老太太给人们治疗疾病的时候，方法也很简单，也是让就诊的病人每天喝八碗凉水。这样不可思议的方法竟然还能治病，当年我也是百思不得其解。据去过那里治疗的人回来说，经过这位老太太治疗的病人数量很多，几天能达到上百人。这样神奇的治疗方法传播得很快，当时慕名而去看病的人成群结队，好多都是大城市里患疑难重症的、在医院治疗无效的，就抱着最后一丝希望寻过来。有的人按这个方法治疗后，的确效果很好，但有的人服用后丝毫不起效。

后来我行医后，通过自己开方用药，也逐渐明白那位老太太用凉水治病的思路，这八碗凉水的作用就是泻火通便，清理身体的积滞，如果是体质偏实、身体有实热的病人通过泻火通便排出身体的积滞和浊毒废物，也就起到了治疗的作用，但有的人体质偏虚，不适合这个方法，服用后身体反而更加虚弱。她用的这个方法，和我们中医的泻下法其道理是一样的，但中医看病的时候讲究辨证论治，用药也要结合病人实际的体质仔细权衡，治疗疾病用任何方法或者药物都不能以不变应万变。

大黄在关键时刻是能够力挽狂澜的

还有一类阳明体质的老年人，这类人素来身体壮实，能吃能喝，常见大腹便便，走起路来呼哧带喘，脸被憋得通红，一说话还有口气。这类体质的人即使走在路上和我打个照面，我也能够通过望诊判断个八九不离十。这类病人腹胀便秘、舌苔厚腻、脸色暗红等，病人也能感觉到身体不轻快，有的还自述干活都弯不下腰，自己都感觉到肚子里窝着一团油似的。临床中遇到这样的病人，首先就要通过腹诊判断他是否为阳明腑实证，如果病人心下实硬胀满，一按其肚子感觉很硬，有的还拒按，就要首先考虑通泄阳明、通腑泻热。只要肠胃一疏通，人就会感觉神清气爽，身体轻快。

治疗阳明病最常用的中药就是大黄。大黄是治疗现代人肠胃实热的一味好药，能够救人于千钧一发之际。我治疗各种常见病和疑难杂症甚至是某些癌症，最常用也是运用得最得心应手的一味药就是大黄。遥想当年，师父也跟我说过："人参杀人无过，大黄救人无功。什么时候你能够真正灵活地运用大黄这味药了，你就出名了。"现在我终于体会到了师父这句话的深意。我对大黄这味药情有独钟，是因为在治疗好多急症重症时大黄都能起到力挽狂澜的作用，对常见病的治疗也能取得令人满意的效果。大黄就和它的另一个名字"将军"一样，在很多重要的时刻担当着很重要的角色，是一个名副其实的大将，总能在关键时刻被委以重任。我用这类消积导滞的药物，一般会根据病人体质及病证轻重慎重考虑用量，而且还会再三叮嘱病人，服用后如果泻下之力太猛，可以减量或者隔一顿服用，因为有的病人身体敏感，对药物反应比较大，而且治疗这类病证的时候不能一味地泻下，在消积导滞的同时还要加入和胃的药物，以保证扶正祛邪的治病理念。

我之所以善用大黄，也是和社会现实有关的。也许会有人质疑，用药和社会现实有什么关联呢？两者之间当然有关联。不同的社会时期，有着其特殊的时代因素，这与医家开方用药的关系是息息相关的。当今社会，物质生活空前丰富，人们饮食富营养化，现代化的生活、工作环境导致人们活动量日益减少，所以身体瘀滞严重，各功能无法正常运行，而大黄就能很好地为身体荡涤肠胃，清理身体多余的积滞。

我在临床就经常遇见这类阳明腑实证的病人。多年前一位病人，年龄八十多岁了，突然高热、恶心、食不下，于是子女把老人家送到医院，在医院治疗一个多月，而且住院期间做了各种检查就是查不出病，发热一直不退，病人奄奄一息，精神错乱，躺在病床上胡言乱语，难受得辗转呻吟。子女经人介绍带老人寻到我处，我当时望诊病人面色暗红，脉诊感觉脉象沉滑有力，舌苔黄黑厚燥，腹诊肚子实硬，判断这是典型的大承气汤证，于是就开了一剂大承气汤。病人服药后时间不长就浑身颤抖，想解大便。我说这是战汗，正邪交争，只要大便一通畅就好了。可是病人解不出大便，就用了好几只开塞露。由于病人病程较长，大便燥结，排出困难，最后他女儿用手抠出来半盆干硬恶臭的大便，之后老人意识恢复清醒，高热也退了。

这类病在老人和儿童身上常见，对于他们来说，肠胃功能弱，一旦贪食产生积滞，往往会衍生出诸多复杂的问题，比如肺炎、脑炎，最常见的就是高热不退，有很多的儿童阳明证有积滞。这类阳明证的孩子，容易得鼻窦炎、额窦炎、头痛、头闷等上焦火热的病证。

阳明证的病人很多，我几乎每天都会遇到。现在的人们生活条件好了，饮食也是追求高营养，但长此以往老年人和儿童的肠胃就会吃不消，而一些青壮年如果肠胃积滞，症状可能表现不出来，但阳明经的热就会通过其他途径排出来。

但是在临床，遇到这类阳明经多发病的病人，人体所表现出来的已经不是单纯的阳明腑实证了，而是由于长期的阳明经积滞，而产生了好多变病和并病，从而身体出现很多复杂的病症，比如浑身疲乏、头脑不清利，身体出现风寒暑湿、气滞痰凝各种积滞的病，我就用《伤寒论》经方进行组合，消除身体这种积滞，由此总结了许多临床实用的组合经方。

脑出血与中下焦淤堵密切相关，中下焦通了，疾病也就治愈了

有一年，一位天津来就诊的二十多岁的未婚女性病人，平素体格壮实，却经常头痛便秘，后来她的家庭出现了一些变故，她突然严重头痛，到医院检查发现少量的脑出血，在天津医院经过抢救脱离危险，虽然命是保住了，也没有落下严重的后遗症，但经常头痛，在医院经过细致的检查后，得知自己脑部的脑血管多处扩张充血，而且多处血管壁特别薄，随时都可能有破裂的危险。这个问题就好像一颗定时炸弹潜伏在她自己的身体，让她压力特别大。于是病人前往北京天坛医院咨询，医院当时也不建议病人进行手术治疗，因为扩张变薄的血管位于病人大脑深部，如果手术则可能伤及大脑，手术风险非常大，一旦有什么差错，病人就有昏迷不醒成为植物人的危险。病人还是不死心，又到山东某知

名肿瘤医院咨询用伽玛刀治疗脑血管的痉挛，但都无果而终。

病人每天都被这个问题困扰着，每天工作生活中都会不自觉地想到自己脑部扩张的血管会不会破裂，而且经常的头痛也让病人异常恐惧，虽然身体状况还算良好，并没有其他的问题，但头痛的毛病和心里对脑部疾病的担忧无时无刻不缠绕着她。后来，她由人介绍找到我处时，我望诊病人属于多气多血的阳明人，面色红赤，身体本身气血旺盛，身体的能量充足，所以我给病人分析她为什么会常年头痛，年纪轻轻还出现脑血管的问题，就是因为她体质壮实而食欲旺盛导致多年便秘，产生积滞郁热于内，所以才会出现腑气不通、积热上冲、头脑昏沉、脑血管压力过大，造成大脑充血、血管扩张变薄的问题。听我这么解释，病人非常认同，说自己从小就好发头痛、肠干便秘，经常一个星期都不排便。那么，问题就很明显了：冰冻三尺，非一日之寒。身体现在的问题依然是多年来身体的积热无处排解，最终沉积酿成了大的突变。

我在和这位病人沟通的时候，首先明确了她身体出现这些问题的原因就是和自身的体质有关，但体质的问题是可以用药物改善的，所以不用过于忧虑，自己的思维和心理一旦开始过度在意脑部的问题之后，整个人的焦点就会在脑部聚集，反而对疾病的治疗无益。为了让病人减轻心理负担，我还做了一个比喻，人体的排泄系统就相当于一个房屋的下水道，如果下水道堵了，那些污浊的东西和多余的能量就会在身体其他部位肆意蔓延，污浊的东西堆积到其他地方就会形成病变或淤积成为肿瘤，而多余的能量侵袭到别的脏器里就会发生动乱，要想让自己的身体各部分都和谐相处，和气平顺地运行各自的功能，就要各部分都舒畅调达，该排泄的排泄，该收藏的收藏。听了我这样的解释，病人当时长舒一口气，感叹道："我终于明白了为什么我的病会越看越重，在医院检查得这么细致，但所有检查结果的指征都是针对我脑部的血管，而忽略了我整个身体的真实情况。我常年头痛，大便不通，拥堵得这么严重，身体怎么能不出问题呢？如此看来，只要我身体代谢正常，缓解了脑部的压力，问题也就得到缓解了。"病人也明白了自己疾病的症结在哪儿，也不枉我这一番费尽心思的解释。病人明白了道理，心情就放松了，心里对疾病放下，我用药也就能起到事半功倍的效果。

我给这位病人用的是大柴胡汤合泻心汤加味。七剂后，病人来复诊时反馈自己大便正常，不知不觉中头痛的症状消失了，身体也感受不到有其他的不适了。病人服用一段时间药后停药了，我特意嘱咐病人如果感到头闷、头痛、大便不畅时，就服用一些泻火的药物，比如三黄片，或者家中常备黄连、黄芩、大黄，感到症状了就用这几味药熬水喝。后来在随访过程中，病人多年来未再犯过头痛。

在这个案例中，病人年纪轻轻却不幸遭遇了脑出血，而用大黄类方起到了解决疾病根源的作用。如果这样的疾病在治疗时找不到病源，只是着眼于局部血管，即使采取先进的手段予以治疗，也只是起到扬汤止沸的作用，解决不了病根，于病人而言后患无穷。

关于脑出血的问题，想必每个人一定不陌生。如今常见的一些老年人急性脑出血的事例层出不穷，究其原因，除了人们通常认为的血压高、血脂高、脑血管脆弱，以及医院所诊断的病人各种心脑血管问题以外，我们中医看待这类病案的时候，更多的是看疾病的根源，看病人身体的趋势和整体的局势，只有切断了疾病的根源，才能真正地解决疾病。

提到脑出血，人们多会惊慌失色。我经常遇到老年人突然出现严重的脑血管疾病，在西医治疗效果不好的时候，用以大黄为主的通腑泻热的方法，往往能迅速扭转疾病发展的趋势。

二十多年以前，我经手治疗过一位病人，病人当时六十多岁，因为生气突然血压升高、手脚麻木到县医院检查。经过 CT 详细检查后，诊断为轻微的脑梗死，于是病人开始住院治疗。本来病情不严重，结果病人住院期间病情越来越严重，住院七天后，复查脑 CT 显示有广泛的脑梗死。病人神志不清，手脚不能动，不能吃饭，鼻饲。因为病人当初就经常找我师父看病，所以对我十分信任，家属请我到医院看病。当时我一进病房，病人强烈的口气扑鼻而来，十分难闻，经过诊断，病人脉滑大且沉实有力，舌苔厚且腐腻，腹诊腹部硬实，大便多日未行。这是典型的阳明腑实证，于是我开大承气汤一剂，鼻饲。病人服药后泻下半盆干硬粪便，后病人各种症状好转。我再用三剂羚角钩藤汤加天然牛黄半克，病人神志慢慢清醒，七天后出院，我用补阳还五汤调理一段时间后病人肢体基本恢复正常。

八年前，我一位朋友的母亲因脑出血住院，住院七天的时候，我们去看她，家属说病人有轻微的头痛，做 CT 检查得知是非常轻微的脑出血，手脚肢体也没有什么异常，住院几天后，病人头痛未减，反而增加了心烦、胸腹满闷的症状，整天烦躁得不能安睡，辗转反侧，坐卧不安，西医用了大量的镇静药也不能使其安静下来。病人面色暗红，脉象滑大有力，腹诊腹满硬胀。这是典型的阳明腑实证，于是我开了大承气汤。后来家属说，病人服药后拉了很多干硬的大便，整整睡了两天两夜，醒后一切恢复正常，很快就出院了。

也许会有人产生疑惑，中焦淤堵或下焦不通会有这么严重吗？也许还会有人纳闷，心脑血管疾病和大便不通有什么关联呢？有直接的关联。如果身体的"下水道"不通，那么身体无论是多余的能量还是需要排泄的废物，就会肆意在身体其他部位蔓延，直接影响其他功能的正常运行。我在治疗这类心脑血管类疾病的时候，首先会了解他的排便状况，然后给病人做腹诊，考虑病人是不是有阳明腑实证，并且把这一条作为开药诊断的重要依据，解表通里、通畅气机，是治疗这类疾病的基本原则。所以，千万不要小看排便这件事，比如儿童时期，如果食积严重会引起发热，以前就有一句很流行的话说"若要小儿安，每月可服七珍丹"（七珍丹是一种消积导滞的常用药），足以说明肠胃的积滞可以诱发多种疾病。

通腑泻热的思路治疗急症重症

二十多年以前，我们县高中有一位学习状元，因为在学校和同学闹矛盾，回到家便开始剧烈地头痛、呕吐，还高热不退，家长万分焦急地将孩子送到医院，医院当时怀疑孩子患的是脑炎。起初孩子还能起床活动，可在医院输液半个月，症状非但没有缓解反而越来越严重，孩子一起来腿就打软，医院便怀疑是血液类病，让家长签字给孩子做骨髓穿刺做血液分析，家长不认同医院的做法，就带孩子找到我处。家长带孩子来的时候孩子坐在椅子上就是瘫软的状态，根本坐不住，还得家长用身子顶着孩子。

我当时摸脉感觉孩子脉象滑大，看孩子舌质红、舌苔干黄厚腻，腹诊孩子腹部实硬胀满拒按，于是给这个孩子开了大承气汤，然后告诉其家长说孩子喝药后会往下泻，但家长觉得孩子已经虚弱到一定程度了，都好长时间不正常吃饭了，再往下泻怎么受得了。见家长不同意，我就换个方式，开了小承气汤一剂，然后嘱咐孩子按时喝药，同时喝水的时候加上一半蜂蜜。孩子喝药后也是排了大量的宿便，当天晚上热就退了，而且叫嚷着肚子饿要吃饭，家长见状喜出望外，第二天家长过来要求再继续喝药治疗。我一看孩子脉象和缓，症状也已经消失殆尽，没有必要再喝药了，然后开导一番病人及家长，他们就非常满意地离开了。

在这几个实例中，虽然病人都是由于阳明经郁热严重出现各种严重的问题，年龄相差悬殊，但他们得病的原因都可以归结为体质偏实，按六经辨证他们都属于多气多血的阳明人，身体的能量充足，一旦遇到上火或者使自己情志不畅的事情，就容易上冲头部，引起头痛头晕、心烦失眠或面部长疮等病证，如果身体郁热长时间得不到疏解，身体没有良好的排泄途径，就会导致诸多突发疾病。

很多严重的病人病情危急，命悬一线，病人及家属也是惊慌失措，我们用药不能有丝毫差错，这种情况应该沉着应对，找到病源，急则治其标，用药很快缓解当即状况后，再根据病人的身体状况和病情用药扶正祛邪。

同样是一个比较严重危急的病人，已过古稀之年，患肺心病多年，而且还有一个多年的老毛病——慢性支气管炎。有一年开始实行新农合，居民住院可以根据住院金额报销很大一部分，于是天气冷以后，这位病人决定住院治疗一段时间，以免自己的病情到了冬季以后会加重。入院时病人轻微地咳嗽气喘，在医院接受治疗期间，每天口服药物兼输液，可是随着用药，病人的病情非但没有好转反而越来越重了，最后发展到严重的胸腹部胀满气短，出气都呼哧呼哧的，连睡觉都无法正常平躺。在医院住院近一个月后，县医院见病人情况越来越严重，便建议病人转院到省医院接受治疗。病人在转院前，他的子女找到我说，能不能去医院给老人家诊断一下。当我到达病人的病房时，见到病人正坐在一张小凳子上、趴在床上喘着粗气，由于右心衰竭根本躺不下来。我摸脉病人脉象滑大，舌苔黄、厚腻。当时我问病人现在是不是感觉憋闷，病人点头称是，我问他是哪里感觉憋闷，病人拍拍肚子说这里憋得出不了气，然后我又问他上面胸口部位如何，病人说胸口倒是其次，主要是肚子憋得慌。病人开口说话的时候，我也闻到了他口中强烈的腐臭气味，便问他大便是不是多日不解了，病人说自从住院后很少大便。于是我果断给病人开方大柴胡汤，病人服用一剂后，第二天竟然从医院出来自己找到我的诊所，说昨晚服用了药物之后，排了好多的宿便，身体一下子轻快了，也不觉得那么憋闷了，今天就办理了出院手续，决定开始服用中药治疗。而且病人还疑惑地问道："为什么我的肺心病一夜之间就能缓解这么多呢？"我从中医的角度和病人解释道："在六经辨证中，肺与大肠相表里，如果腑气不通，火气上冲，大便长时间不解，身体内部压力过大，就会使心肺郁热，心火刑金，出现胸闷气喘肺心同病的现象。"

病人用药七天后，胸闷气喘的问题得到解决。我又针对病人的脉象和舌质暗紫的瘀血体质，用大柴胡汤合桂枝茯苓丸治疗一月余，病人体质取得明显的改善，后来身体素质一直保持得很好。

大柴胡汤——经方中救急的一员大将

大黄类方或者药物，不仅用于一些危急病人的治疗，有一些比较罕见的病例，用大黄同样能起到很好的疗效。

我们村一位村民，突然不明原因地肚子疼、发热，白天晚上还不停地打嗝，在村里按肠胃炎输液数日无效，尤其是打嗝，用尽各种方法也止不住。于是家人连夜带其到医院就诊，经过一系列检查以后，病人身患胆囊炎、肾结石，医院大夫便要求病人住院，但内科大夫认为病人患肾结石应该接受手术治疗，于是要求病人住在外科，而外科大夫认为病人的肾结石不大，没有手术的必要，就要求病人住在内科。就这样，两个科室的大夫互相推脱，病人一气之下从医院出来，但又不知道如何是好，身体高热不退，腹痛，非常难受的是一直打嗝，频率之高打得病人直呕，连语言都无法正常说出。正在为难之际病人来到我这儿，经过诊断，病人脉象和体质一片实热之象，表不解里不通，清阳不升、浊阴不降，胃气上逆，所以才导致病人高热，腹痛，严重地打嗝，于是我果断开方大柴胡汤一剂。

第二天，病人来跟我反馈用药后的效果，高兴地说他喝下那一碗汤药后，放下碗也就不过五分钟，打嗝戛然而止。本来已经打嗝打得恶心了，这一停下顿时感觉出气都顺畅了。半夜排出大便后，腹痛缓解了，高热也退了。

这个病例虽然被诊断为胆囊炎、肾结石，但根本原因是阳明经淤堵严重，经过疏通"下水道"，病证随之而解。

现在癌症重症病因多见身体痰瘀浊毒，大柴胡汤也能发挥良效

针对一些急症，大黄能起到很好的救急作用，如《伤寒论》中所说的"衄血"，用大黄能够迅速缓解病情。除了这类急症，我在治疗一些重症癌症的时候也经常会用到大黄这味药。经临床观察，现在许多的癌症就是身体瘀滞严重所引起的，而大黄就起到清理身体瘀滞、抗癌的作用。

下面的案例是用以大黄为主的方剂——通腑泻浊的大柴胡汤治疗癌症，起到了力挽狂澜的作用。

2012 年，我们县一位六十多岁的病人身患甲状腺癌，在经过甲状腺癌手术后，放化疗一年，花费十余万元，体质越来越差，病情也越来越重，脖子有肿块，异常肿大，压迫气管和食管，饮食、呼吸困难，于是放弃西医的放化疗，找中医治疗。病人体形中等偏胖，脉滑数，两关脉弦大，舌紫暗、苔白厚腻，面色暗红，口苦、口干渴，咽喉干燥，来就诊时就拎着水壶不停地抿水，喉中痰浊多而且是黏痰，大便干。这明显是大柴胡汤证，用大柴胡汤合小陷胸汤七剂。药后病人明显好转，脖子肿胀已不明显，呼吸顺畅，也能够正常进食了。家属很惊喜，本来病人在医院已经无法治疗了，只能在家耗着，家属只是抱着试试看的想法找到中医治疗，没想到效果这么好。

急则治其标，这位甲状腺癌晚期病人，经过手术和放化疗，体质已经很差了，我首先用药解决了病人呼吸困难、脖子肿大的问题。病人脖子的肿块逐渐消退以后，身体由于疾病本身产生的一系列严重的症状也慢慢显现出来了。病人体形偏胖，极度口干为阴津虚损，舌苔黄、厚腻为湿热之征，痰火凝结、湿浊凝滞、阴津不足，舌质紫暗为体内瘀血。身体情况虚实夹杂，痰湿、湿热、瘀滞兼有、燥湿相混、浊毒瘀滞、气血瘀阻，任意一个问题都会对脆弱的病人产生致命的打击。而病人的身体由于一年来手术和放化疗以及疾病的侵袭，邪盛正虚的状态更加明显，这时的身体面临着油尽灯枯的时刻，这也正是张仲景《伤寒论》中所说的厥阴病。在这个千钧一发的时刻，我们治疗更不能有一点偏差，用药更要瞄准病机，标本兼治，观其脉证，知犯何逆，随证治之。

因为病人体形偏胖，身体偏实，我后续的治疗用药始终以经方为主，以化痰浊瘀毒的大柴胡汤为主线，打开排毒的渠道，也就是解表通里、和解少阳，把身体的瘀浊排出去，恢复和重建人体的自我调整的功能。用治疗痰热互结的小陷胸汤，配合养阴生津、化痰降逆的麦门冬汤，加上温补元气的黄芪、人参治疗寒湿瘀血互结，薏苡附子败酱散扶阳祛瘀排脓，再加上桂枝茯苓丸活血化瘀消瘤，配合软坚散结、解毒抗癌的三棱、莪术、牡蛎、川贝母、白花蛇舌草。在使用经方的过程中，我始终坚持扶正祛邪的原则，恢复人体的正气，再对疾病发起总攻。用药物对抗癌症不能有丝毫偏差，既要用药物稳固身体的元气，又要不失时机地对抗癌症，争取打赢这场硬仗。

用上述方药调理了一年，病人身体状态逐步好转了，越来越稳定。一天病人家属打来电话说病人最近感冒了，而且发冷伴有发热，病人自从检查出甲状腺癌的前后几年时间里，经常感冒，却从来没有发热过，这次居然热得很严重。我告诉病人家属，这次发热是人体正气恢复的表现，是身体的一次转机。病人生病这么长时间以来，舌质一直暗紫，舌苔厚腻，在这个关头，一定要密切关注病人的状况，如果状态好要慎用退热药，可以喝点姜糖水，这是身体恢复元气的一次机会，身体既然能热起来就说明身体的正气正在恢复中，只要能扛过了这次发热，身体状态肯定有很大的改善。在这次发热过程中，病人一直没有用退热药，果然在高热两天后，体温恢复正常，舌质有了很大的变化，由原来的暗紫变成了红色，身体的其他症状也改善了很多，经过了身体的这次转机，病人病情也逐渐好转了。

病人后用中药调理至今近五年，服药效果越来越明显，已逐步恢复了正常的生活，带孩子、做饭、做家务都没有问题。家属很高兴，每逢过年过节儿子都过来拜访，有时候不忙时还请我给他们讲一些中医知识。通过治病，我和好多病人成为了朋友，平常病人有什么问题都会向我咨询，我也乐于给他们解答。

过去治疗癌症，一些癌症病人在病重时，体质瘦弱甚至形容枯槁，人之将死的时候，整个身体的状态简直不忍直视，可谓是油尽灯枯。我遇到的一些危重病人不仅身体消瘦至极，连体温都是透骨的冰凉，号脉的时候冰凉的手臂透着一股阴寒的煞气。这样的病人就是身体极度阴寒诱发的癌症肿瘤，这类病人在治疗的时候应该温阳救逆，扶助身体的阳气，他们就像是将要熄灭的那点星星之火，用药的时候不能用大剂量的补剂，而是用温和的小剂量温补元气，慢慢让身体的火苗重新燃起来。就像农村生火的时候，炉子火势不旺，用一些易燃的柔软的柴火来引火助燃。火苗一旦着起来以后，火势也就慢慢燃烧起来。所以，同样的道理运用到癌症的治疗，等待身体的元气慢慢恢复以后，身体状况也稳定了很多，再对准病机全面地用药进行攻伐。

而现在许多的癌症重症病人，年岁不大，平常体质还好，偏实偏胖，好多都是在体检中发现肿瘤，身体瘀滞的居多，没有经过放化疗病情还比较简单，有的癌症病人在经过手术或者放化疗以后，更是存在着很多的问题，加上病人惊慌、恐惧，元气大伤，产生一些虚实夹杂、燥湿相混、寒热互结等复杂的问题，这些问题就是张仲景说的厥阴病。这种情况最后都会形成病理产物——痰湿浊瘀结，这些瘀滞的东西在身体内容易湿化，或寒化或热化，都会造成脏腑的失调，伤及人体的元气。针对这类疾病，我治疗时最常用的也最有效的方剂就是清理身体垃圾的大柴胡汤，解表通里、和解少阳。

心、肝、脾、肺、肾这五脏的功能是贮藏精气的。精气是充养脏腑、维持生命活动不可缺少的营养物质。胆、胃、大肠、小肠、膀胱、三焦这六腑具有消化食物、吸收营养、排泄糟粕的功能。如果六腑吸收营养排泄糟粕的功能失调，则会瘀滞不通畅，不但会引起六腑的病态，更会影响五脏的藏精功能。就像一座房子的下水道堵了，其中的各个房间都会受到牵连，尤其是储藏东西的仓库。大柴胡汤的作用就是通腑泻热，善于疏通六腑积滞，作用于整个消化道和泌尿道，泻下攻积，清热泻火，凉血解毒，逐瘀通经，利湿退黄。其实大柴胡汤的作用就是清理身体脏腑中的垃圾，我在运用大柴胡汤的时候，总是感慨大柴胡汤就像一把"青龙偃月刀"，如果运用得当，能起到立竿见影、力挽狂澜的作用。

多年前，邻村的一位四十岁的女性，平常体格壮实，很少生病，可是有一阵子突然开始觉得腹胀、腹满、便秘，每天还恶心呕吐，当时病人脉象滑大，舌苔厚腻，经过脉诊和望诊，我当时分析病人体质偏实，属于大柴胡体质，而且说出病人除了恶心的症状，还有口苦、口干、心烦等问题，诊断得很准确，也让病人非常信服，当时我给病人开了三剂大柴胡汤。开完药后，病人说最近脖子、腋窝、腹股沟有些肿块，当时我怀疑病人是不是淋巴系统有问题，便建议病人去医院进行检查，后经过检查被诊断为淋巴癌，于是病人便去某院接受治疗，后因为治疗效果不好转院进行治疗。住院治疗半年时间后，花费巨多，化疗七次后，病人的病情却越来越严重，腹水严重、浑身水肿，头部都肿胀得看不出原来的模样。由于病势严重，医院建议病人家属尽快让病人出院，以免在医院病逝后按规定不能让逝者返回老家安葬。看病人情况危急，家人便连夜办理了手续带病人回到我们县，怎奈我们县医院根本不接收这样的重病病人，经过协商，家人只要求住院期间可以不予以治疗，只给病人服用一些营养类药物即可，因为病人当时已经无法进食，如果在家中熬着也只能等死。正在束手无策之际，病人家属想到了我，当时病人家属带我到医院给病人诊断的时候，我发现病人的症状还是腹胀、腹满，肚子硬实，舌苔厚腻，口中味重，便问她当时我开的中药有没有服用，病人说当时在医院检查被诊断为淋巴癌以后，就直接去省医院了，根本没有喝那几剂中药。我便和病人解释，虽然她的病被医院诊断得很严重，也经过了省医院的一系列治疗，但我们中医看病是通过脉象和证候，针对现在的身体症状，我还是开方大柴胡汤。当时给病人开了三剂药，跟病人说服用药物时先减量喝，如果觉得没什么不舒服的再继续喝，因为有的人体质敏感，对大黄这味药反应强烈。服用三天后，腹胀、腹满的症状消失了，腹水和身体的水肿几乎消除了，身体的浮肿也慢慢消退了，同病房的人都觉得太神奇了。当病人身体正气恢复以后，我开始针对病人身体的痰湿瘀滞结全面用药治疗，其间病人身体状态一直保持得很好。在经过一个月的中药治疗以后，病人出院回家了，继续用中药治疗。

　　见到这样的重症病人多了，我也总结了一些规律，明白为什么现在一些年轻的身体强壮的癌症病人，都已经生命垂危了，身体却没有那么多的虚寒之象，而是身体火热之证、痰湿瘀滞结的实证居多。这都是和人们的生活规律和饮食习惯有关的。我们的国人从以前受苦受难的旧社会一路走来，以前物质生活贫乏，造成人们对一些吃穿用之品有一种发自内心的渴望的心理，而现在人们的生活条件日益改善，人们便开始无上限地滋补各类身体本来不需要的物质，加之各行业受利益驱使，无论是对外营销的宣传语还是产品所传达给消费者的理念，都是在营造一种人人虚弱、人人需要补养的心理。可是，我们的身体真的有那么多的需求吗？我总是苦口婆心地劝导那些肆意滋补的人们说，我们的身体没有你想象的那般脆弱，我们的身体并不是你想象的那样需要那么多。

　　我们的身体就好像是养鱼的一池水，过度的投食喂养就会让池水浑浊变质，水质变得腐臭，那么鱼儿也就因为水质的变化而导致生病死亡。人体过食一些膏粱厚味，就和养鱼的水一样，性质发生改变以后，身体的气、血、痰发生积滞，久而久之就会积成重病。

　　所以，我在治疗癌症的时候善用大黄。除了大黄，《伤寒论》中有好多的药物都具有抗癌的作用。对一些体质偏实的人，我最常用的方法就是下法，最常用的方剂就是以大黄为主的大柴胡汤。除了大柴胡汤以外，根据痰湿瘀滞结的情况，我还用到了治疗痰热互结的小陷胸汤，行气散结、降逆化痰的半夏厚朴汤，养阴生津、润肺降逆的麦门冬汤，化瘀消瘤、温阳利水的桂枝茯苓丸，温经祛湿、温阳止痛的薏苡附子败酱散，解肌散寒的葛根汤，温阳解表的麻黄附子细辛汤，补阳救逆的四逆汤，更有一些软坚散结、消除肿瘤的山慈菇、夏枯草、牡蛎、白花蛇舌草、三棱、莪术等药物。我们在运用的时候，方剂和药物要保持平衡，对身体虚弱的病人，在用大黄的时候可以配合人参、黄芪等，对脾胃虚寒的病人可以用大黄、干姜配合治疗。

只要我们遵循标本兼治的原则，急则治其标，缓则治其本，解表通里以清理瘀滞，就能够使身体恢复正气，扭转疾病的趋势。即使是严重的癌症，只要我们医生有好的治疗方案，同时病人有良好的心理状态去对抗疾病，就能够打赢这场持久战。

剧烈活动或大汗淋漓时，喝凉水引发的水停心下病

在农村使用过牲口的人们都知道，在外劳作一天或赶路之后的牲口，饮水的时候，一定要在水缸里面撒上一层麦糠，让它喝水的时候能够不那么急促，慢慢地喝，因为动物在剧烈运动或劳作之后，突然大量地饮过多的凉水，可能就会出现人们经常说的"炸着胃了"这一情况，可能会引起严重的疾病甚至死亡，不仅动物要提防这种情况，人也应该时刻注意。

有个故事，说的是有一个出远门的人经过长途跋涉，又累又渴，便

走到一户农家讨水喝。一名农妇就给他端来一碗井水，这个长途跋涉的人正在口渴难耐的时候，看见这碗井水真是有种救人于水火之中的感觉，他刚想端起来一饮而尽，这时候农妇却往碗里撒了一把米糠，他当时很是不理解农妇的行为，但口渴难耐也就顾不了别的，就边用嘴吹开浮在水面上的米糠，边小口慢慢喝着，直到喝完水之后，渴也解了，才问农妇为什么要在碗里撒那一把米糠，而不让自己喝个痛快。农妇解释道："因为你一路跋涉，体内温度很高，心率快，而井水又特别凉，这时候你急于喝水，如果一下子把凉水喝下去很容易'炸了胃'，我放把米糠就把你喝水的速度减下来，让凉水在体内有个预热的过程，是为了防止伤到你的脏器。"这个人听完后才恍然大悟，也明白了农妇的用意，于是恭敬地向农妇道谢。

由这个故事可以看出，喝凉水的方式不对，也会引起身体的疾病。临床上经常遇见这样的病人，在剧烈活动或大汗淋漓时，端起凉水来一饮而下，当时可能觉察不到什么，只感到解渴，但事后会诱发诸多不适的症状。

我们村的一位村民，五十多岁，夏天天气炎热的时候来找我看病，说自己多日来总是心慌气短，也不知道是什么原因引起的，起初怀疑是心脏病，到医院检查也没有明显的心脏病的指征，于是按常规的心脏疾病用药一个多星期也没有明显的效果，后来到省二院做了详细的检查，检查结果显示心脏等器官也没有异常病变。后来她找到我，按其脉，右关脉弦沉紧，便跟病人解释她的病为水悸，水停心下，水气凌心，肯定是身体出汗后又喝了凉水，病人当时很是诧异，通过脉象还能知道自己得病的原因。原来现在天气闷热，她每天晚上出去跳广场舞，跳舞结束后，出了好多汗，又热又渴，回到家之后她就会从冰箱里面拿出冷藏的蜂蜜水，喝下之后觉得甘甜可口又解渴，可是连续喝了几天之后，便开始出现心慌气短、口干渴的症状，于是我处方：茯苓 10 g，桂枝 10 g，白术 10 g，甘草 10 g。我嘱咐病人用大汤大火熬二十分钟，趁热服药发点汗，后病人反馈服药一剂而愈。

还有一个喝凉水导致生病的例子。刘某，女，六十八岁，是我们县西瓦仁村的村民，平素身体健康，每日在家中操持家务，地里农活也一点不耽误，突然有一天，出现心慌气短、呼吸短促的现象，在村里吃药输液十余天，症状还是丝毫没有减轻，于是到县医院住院治疗，西医按心脏病治疗半个多月，没有一点效果，后来亲戚介绍她来我处就诊。病人脉象弦数，右关脉弦沉紧，便问她是不是心慌气短、口渴不欲饮、胃部不适、吃不下饭，说出的这些症状得到病人的认可后，我又问她这个病是不是感觉特别热出汗后又喝了凉水才开始的，病人家属极其惊讶地问我："你怎么知道她在外面拉了一车树枝，然后回到家又喝了很多凉水啊？"我说我不知道她在外面拉树枝了，但她这个病肯定是由于身热出汗后，又喝了很多的凉水造成的。于是病人才向我诉说了自己的得病经历，原来得病那天离村好几里地的高速公路边上刨树，她拾了一车树枝，自己用人力车拉回家中准备当柴烧，人力车比较重，距离家也很远，加上冬天穿得也很厚，等把树枝拉回家里以后，出了很多汗，又热又渴，就舀了一瓢凉水"咕咚、咕咚"地喝下去了。从那以后就开始心慌气短、胃中不适，按动有水声，我开了中药方：茯苓 10 g，桂枝 10 g，白术 10 g，甘草 10 g。嘱病人多加水大火熬二十分钟，趁热喝了发点汗。后病人告知，服药一剂就好了。

这种水停心下造成的心慌气短等病症，我在临床中经常遇到。这种病的脉象是右关脉弦沉紧，病人主要症状是心慌，伴有口干、口渴但喝不下水，胃中晃动有水音（因为凉水突然刺激胃，胃受凉，血管收缩并停止吸收工作，造成胃中停水而身体缺水，津液的缺乏引起口干，水停胃中而喝不下），严重的还能伤及心阴而引起心悸，甚至死亡。其实这个时候治疗很简单，用温化寒饮的苓桂术甘汤或者喝点姜糖水都会收到立竿见影的效果。如果这种情况按心脏病予以治疗，往往效果不理想。

这也让我想到现在好多的青壮年，在剧烈运动或者打篮球以后，大汗淋漓的时候，为了解渴就会随手从冰箱里拿出冰镇饮料一饮而下。当时觉得痛快了，但冰冷的水过度刺激胃肠黏膜，影响胃肠吸收的功能容易形成水气凌心的病证，如果经常这样刺激胃肠黏膜不但容易形成胃肠疾病，还会伤及心阴，造成身体潜在的疾病。

少阳病是最复杂的病，涉及身体区域较广，病证较多

之前我详细讲解了《伤寒论》中太阳篇和阳明篇的疾病及对应体质的特征，太阳经就是身体的表，阳明经为身体的里，人体是分层次的，有表有里还有中，所谓中就是半表半里，也就是少阳经。

在临床中遇到少阳经的多见病证，我就留心观察什么样的人容易得少阳病，得这类病的病人在体形及面貌神态都有哪些特点。通过观察我发现，少阳人体形中等或偏瘦，骨骼硬朗，肌肉坚紧，皮肤干燥，肤色青黄，缺乏光泽，毛发旺盛，脉象多弦细。有这些特征的体质的人，我就总结为少阳体质，也叫柴胡体质。这类体质得病的时候，就容易出现少阳证，好发疾病多在少阳经，我们通过望闻问切进行验证，了解了这类体质的特点和疾病的发病规律，对疾病进行定位和定性，有助于我们提高临床诊断辨证和用药的准确性。

就这样在临床留心观察，再结合《伤寒论》中的条文，我逐渐把每种病证和病家特征都做了详细的记录，然后对应临床，按图索骥，按条

文中所提到的去总结什么样的人得什么样的病。

有了这样的思路，我便在临床对《伤寒论》六经的理解更加透彻，对每种体质及其发病规律也就更容易掌握，能够更熟练地运用每一个方子，在临床遇到哪一经的病我都注意总结，还特意列了表格，其中详细记录着每一经的常见病证及这类体质的身体特点和性格心理特点。这样一点一滴地积累，都在我脑中慢慢汇集，形成了自己的一套思维，在临床运用中也是屡试不爽。

"少阳之上，火气治之。"少阳人在得病的时候就是因为身体的相火太旺盛，足少阳胆经生发太旺盛，导致身体出现一系列上火的症状。《伤寒论》的少阳篇开篇便说"少阳之为病，口苦，咽干，目眩"，少阳病为半表半里的阳性证，当热邪不能入里，也不能出表，就会在半表半里，通过空窍发散出来，表现在身体的疾病就是头晕、目眩、口苦、咽干、耳聋、目赤，临床中遇到这样的症状，可以肯定是少阳病。少阳病是最复杂的病，因为它是介于身体表里之间，在半表半里，所以变化多端，在身体表现出来则是往来寒热，有的病人是半边身子出汗或者热或者半边脑袋疼，还有的病人半边身子感觉异常，身体两侧不平衡。而且这类体质由于足少阳胆经火气能量生发太过，最常见的症状就是口苦、咽干，好多免疫系统疾病、淋巴系统疾病及神经系统疾病往往与少阳关系最为密切。

少阳病涵盖的范围特别广泛，涉及人体的神经系统、消化系统、免疫系统、内分泌系统。少阳病的脉象弦，所以对应身体的状态都是一种紧张、不缓和的状态，身体的神经好像都是绷紧的状态似的，所以少阳体质的人心理问题很多，经常出现好多情绪方面的疾病，比如烦躁、失眠、焦虑、抑郁等不良情绪，我在接诊的时候也经常会遇到这样的病人，这就是由于少阳人这种体质的能量生发失调造成的。除了心理方面的疾病，少阳人的身体更容易出现胁部胀痛、嗳气等柴胡证，尤其是女性，面容憔悴，皮肤暗黄有斑，更容易得子宫肌瘤、乳腺增生、月经不调、妇科炎症等。

我在临床中常见到好多不明原因的发热，延迁不愈的，其中很多属于少阳病。我接诊的一位产后的妇女，在生完孩子后，总是反复发热，伴有头晕、恶心等症状，在医院住院期间用退热药和输液，仍然反复发热，其家属找到我，我于是开了一剂小柴胡汤，第二天病人家属反馈高热已退，其他不适的症状也已经解决了，病人病去身轻，准备出院了。其实这类病人就是由于身体伤寒后，本身应该出现感冒的一些症状，但病情直入少阳，出现了好多的少阳证，比如恶心呕吐、头晕目眩、往来寒热等。

随着我学习的深入，临床接触的病人疾病也越来越复杂，有好多癌症病人在经过放化疗之后，身体会出现严重的副作用，损伤肝肾，身体甚至会有一些中毒反应，比如放化疗后出现消化系统的恶心呕吐，持续高热，这时我用小柴胡汤改善这种身体的不良反应，取得很好的效果。有的病人用一剂药后，就能止住恶心、呕吐等肠胃症状。

一位六十八岁的老大爷，反复低热，伴有恶心、腹胀、纳差等症状，近一个月来持续地消瘦，在省四院检查确诊为肝癌，接受介入治疗。术后病人发热不退，并伴有恶心呕吐、腹胀、不能食、下肢水肿等现象，每日输液治疗一月余，但病人还是持续地高热不退、腹胀恶心、不能进食、极度虚弱，医院也没有其他好的治疗措施，病人情况危急，医院多次下病危通知书，病人家属决定放弃住院治疗，回家后，家人找到我要求用中药治疗。

我观察病人体形中等偏瘦，面色黄暗，神疲乏力，舌苔腻、舌质暗红，属于少阳体质，脉浮弦细数，予小柴胡汤加连翘。一剂后病人热退，精神明显好转，能少量进食，但便少、腹胀。复诊时，我用小柴胡汤加厚朴七物汤，一剂后病人反馈当晚排便，腹胀减轻，于是原方减少大黄用量，三剂。后来在治疗过程中，一直用藿朴夏苓汤加大腹皮加五苓散治疗，以解表化湿、温阳化气、利湿行水。调理两个月后病人能正常工作，每日到公园锻炼，饮食正常，体重增加，身体逐渐好转。

临床经常遇到病情严重复杂的病人，尤其是一些慢性病病人和一些疑难杂症，通过望诊判断病人的体质，脉象也符合少阳人的特征，问诊有少阳证，我常用小柴胡汤加味治疗，总能取得很好的疗效。

我村的一名六十多岁的老太太，得了牙疼和半边脸疼，起初误以为是牙疼病，然后就到口腔诊所拔牙，结果牙齿被拔掉了七八颗，疼痛却丝毫未减，后来确诊为三叉神经痛后，就开始频繁去医院就诊，用各种方法和止痛药也没有很好地缓解疼痛。三叉神经痛被称为"天下第一痛"，病人所遭受的痛苦是常人无法想象的。病人得病期间始终不敢用牙齿咀嚼，被疼痛折磨得多年来从不出门，每天窝在家里，吃不好、睡不下，一度精神严重抑郁，看见人就掉泪，后来经一位我治好的三叉神经痛的病人介绍，到我这里就诊。老太太身体消瘦，面色黄暗，表情痛苦，神情忧郁，口腔稍微刺激就会剧烈疼痛，描述病情时就疼得落泪，和人也不能正常交流，得病七八年以来，身体的疼痛已经完全把病人的意志摧毁了。当时我望诊看病人的体形是黄瘦、肌肉紧张、骨骼硬朗的少阳体质，舌淡苔白，脉弦细稍浮，仔细问诊病人有头晕、耳鸣、失眠、心烦、口苦口干、恶心、不欲食等少阳证，又有后背发冷、拘紧疼痛不适的太阳证，于是我开了和解少阳的小柴胡汤加解表的桂枝汤，也就是柴胡桂枝汤。七剂后，病人复诊时，走到诊所外面还没进门就喜笑颜开地和我打招呼，述说服药后一剂比一剂效果好，七剂药后基本不疼了，睡眠、饮食也好多了。

回想起来，这个病例我并没有按照治疗三叉神经痛的思路，用解痉镇静止痛的药物去治疗，而是抓住了病人黄瘦、肌肉紧张、骨骼硬朗的少阳体质，然后通过号脉得知病人的脉弦细，通过问诊得知病人有头晕耳鸣、失眠心烦、口苦口干、心烦厌食等少阳证，又有后背发冷、拘紧疼痛不适的太阳证，从而判断这个神经疼是少阳太阳合病，由身体瘀滞引起的，按照少阳太阳合病的治疗思路，用解表和里的柴胡桂枝汤很快取得了好的疗效。

人们经常说"一千个读者就有一千个哈姆雷特"，同样，不同的人读伤寒，由于所受教育和文化知识面的不同，对《伤寒论》的感知也就不同，所得到的伤寒理论也是大相径庭的，每个人都有自己的感悟和理解。看到《伤寒论》不同的方面和层次，在临床运用的也就不同。

我通过这种方法把总结到的每种体质按六经辨证的方法归类，然后对每种疾病和所对应的方子在人身体准确定位，直接和临床处方用药相联系，这样就更精准地了解了每种体质的发病特点及其传变规律。

由临床得到的各种体质的得病特点，我想到人的体质是天生的，从胎儿时期开始被孕育开始，人的不同的体质就形成了。每种人不同的体质，造就了他不同的身体状况、不同的性格、不同的心理特点，以及不同的体形面貌。

于是我想先从儿童开始观察。儿童的天性纯真，没有被外界条件过多地干扰，表现出来的都是人最真实的一面。我先是请我县一名儿科大夫帮我留心，按儿童的体形和五官特点分类，发现不同的体形、不同的五官特点决定他们好发哪一类病。比如皮肤白嫩、体形偏瘦的孩子经常腹部痉挛，叫嚷着肚子疼，他们的多发病证多表现在身体的表部，也就是太阳经的循行部位，我就总结这类孩子为太阳体质；有的孩子则偏胖，脸部油脂分泌多，肠胃功能比较好，好发病多在阳明经，这类孩子我就总结为阳明体质；有的孩子两眼炯炯有神，表情丰富，性格开朗，这种长相的孩子身体各个感官特别敏感，从小吃奶就容易呕吐，一旦发病时往往也伴有呕吐，甚至哭闹时也容易呕吐，这类孩子我就总结为太阴体质；而有的孩子骨骼硬、肌肉紧张，平常还容易出现头晕、恶心、口苦的症状，这类孩子多发病多在少阳经，我就定义这类孩子为少阳体质。就这样逐渐摸索出来一点规律，并把这些规律在临床印证，发现命中率很高。

除了他们的身体特点，我还通过幼儿园的老师了解每种不同的孩子有什么性格特点，以及他们做事有什么规律。我发现，同样年龄，阳明体质的孩子就比较圆滑，感情比较饱满，性格活泼开朗，大大咧咧的，对大人不那么依赖，吃饭的时候也不用大人太费心，虽然吃得不多但吸收好，做什么事情比较有耐性；而体型瘦弱的太阳体质，皮肤白嫩，性格比较偏激，喜怒无常，爱耍小性子，做事情不能持久，就是做错了也不会认错，比较固执清高，而且吃饭挑食厌食；少阳体质的孩子脾气大，做事情比较认真，性格比较强势。

由孩子又延伸到大人，我发现我总结的这套规律同样适用于成人，成年人的性格和身体状况是从孩提时代一直延续过来的。这样想着，我更加孜孜不倦地研究各种人不同的体质。

临床中最常见的就是三阳病的病人。我在总结这类人的疾病特点和体质特点时，发现不同体质的疾病都是有传变规律的，疾病在人体的分布也是分层次的，由此我也慢慢总结出人体疾病分为表中里、上中下这样一个立体结构。我把这种《伤寒论》的辨证方法运用于临床，疗效进一步提高了。

太阴体质的外貌特点及易患疾病

前面讲述了我对三阳病的一点理解，三阳病也是正邪交争的过程。随着疾病的进展，有的疾病由三阳阶段发展到了三阴阶段。

三阴病的开始阶段是太阴病。"太阴之为病，腹满而吐，食不下，自利，时腹自痛。""太阴之上，湿气治之。"太阴病是病邪入阴的第一阶段，形成的原因就是脾胃虚寒、脾胃功能减退、寒湿不运。该病性质为里虚寒。由于中焦虚寒，邪从寒湿而化，故食不下或自利，口不渴。治疗宜温中散寒，如用理中四逆辈治疗。

"实则阳明，虚则太阴。"无论阳明病还是太阴病，其实都是消化系统的疾病。阳明病在腑，病位主消化道；太阴病在脏，主消化、吸收、运化食物的精微物质，是人体营养物质供给和代谢排泄的渠道。"太阴之上，湿气治之。"太阴病的人身体水湿较重，表现为以消化系统吸收代谢方面的疾病为主，多见面黄肌瘦、形体消瘦、营养不足、消化不良等症；脾胃虚弱寒湿太重的人，虚象明显，多见心慌气短、自汗盗汗等症。在古代，人们生活条件恶劣，吃不饱、穿不暖，脾胃虚寒的人很多，古代的很多医家对这类疾病有很好的研究，并创建了治疗方法，比如李东垣在其著作《脾胃论》中多有论述。很多升阳益胃的方剂就是治疗这类脾胃虚寒、营养缺乏、元气不足引起的各种疾病的，如治疗这类太阴病时用的理中丸，主药就是人参、干姜、白术这类温中健脾的药物。脾为后天之本，人所食的水谷精微均依赖于脾气的运化，太阴脾胃之气充实则肌肉筋脉充实。

太阴体质（也就是土行人），最具有代表性的就是半夏体质。半夏体质的人群非常广泛，以女性居多。这类人群最明显的特征就是大眼睛、双眼皮，圆脸，营养状态好，体形脂肪多。如果在一个家庭中，给不同体质的人定位的话，半夏体质的人就是一位母亲的角色，担负繁衍、哺育后代的责任，像大地一样繁衍万物，包容万物，承载着一切。这类人的疾病大多与身体的湿气有关。当半夏体质的人的身体状态好时，体态丰怡，面色滋润有光泽，眼目有神，在性格上有女性的善良包容，聪明贤惠，做事情细致周到，这都是由于脾的运化升清功能旺盛，吸收能力强，气血旺盛，排泄功能正常，就形成了有利的一面。这也正是太阴脾土运化升清正常，身体状态平稳。

古人讲"天人合一"。万物在土地上生长，土地承载、吸纳、包容万物。当土地温暖湿润的时候，自然界草木茂盛、一派繁荣景象，当土地过度潮湿的时候，就会发生水涝；当土地寒冷又潮湿的时候，草木不生，如在冬季万物凋零。在人体，太阴脾胃属土主湿。同样，脾胃功能正常的时候，运化升清功能好，人体营养充分，体形正常，精神饱满，肢体肌肉匀称有力；当脾土寒湿过重的时候，人体就虚弱消瘦，营养不良。

据我观察，半夏体质的人，最常见的不适症状就是咽喉炎，咽喉异物感，早晨刷牙恶心干呕，有的人有严重的胃食管反流，不能躺着睡觉，甚至反流到气管引起严重的咳嗽和呼吸困难，还有很多这类体质的人伴有情绪心理方面的疾病，一旦身体状态和情绪不好的时候，就会出现失眠、心烦、多思、多虑等情志疾病。我在总结这类体质的疾病特点和发病规律时，就经常和我们县一名经验丰富的儿科大夫交流心得，他也帮我留心观察，发现大眼睛、双眼皮、圆脸的儿童，即使是在婴儿期也较别的孩子更容易吐奶，且吐奶的时间更长。大部分的婴儿到了四五个月会坐了就不吐奶了，但这种太阴体质的婴儿吐奶的时间更长，稍有不舒服，比如哭闹、紧张、肠胃不适就呕吐。到了成年，大眼睛双眼皮的太阴半夏体质的人更容易得胃病，尤其是反流性胃炎、反流性食管炎，贲门容易松弛，容易呕吐、嗳气、打嗝。即使这样，半夏体质的人营养状态也很好，面色依然是滋润的，两眼炯炯有神，这都是得益于先天太阴体质，脾的运化升清功能旺盛。

我治疗过一个中学生，在寄宿学校读书，长达一年的时间里总是反复呕吐，吃完饭就会吐出来，后来在省二院诊断为神经性呕吐，在经过一段时间治疗后还是不见起色，依然吃完饭就吐，备受煎熬。后来经人介绍找到我时，我观察病人虽然长时间地呕吐，不能正常进食，但体形并不消瘦，脸色红润，营养状况还是很好，于是就给病人讲解分析了她的这种太阴半夏体质，即使吃少量的饭或者吃完就吐，身体依然能够摄取足够的营养。看着病人面色滋润，我于是处方黄连温胆汤，从体质入手治疗她这种食入即吐的病证，病人服药一个疗程后未再呕吐，自此能够正常进食了。

当人体的痰湿瘀滞严重的时候，很多病人会出现体形偏胖甚至肥胖，食欲旺盛，但是排泄能力弱，病人往往出现浑身疲乏、头晕、失眠，有的人还出现大便溏稀或黏滞不爽等症状，造成这种病证的原因就是痰湿脾困。太阴体质的人本身就水湿多，痰湿重，加之现在人们过食肥甘厚腻，身体多余的水湿久而久之就会变质，容易造成痰湿，形成浊毒、积滞，所以这类病人的身体痰湿、痰浊严重，痰火上蒙清窍，痰浊之气上逆，表现的症状就是疲劳乏力不适，如果身体积滞严重了，就会产生高血脂、高血压等心脑血管疾病，甚至毒素的积累形成恶性疾病。

治疗这类痰湿脾困的疾病，就和解决大地的水涝灾害一样，要把积水排出，从根源解决身体的瘀滞，化痰导湿，治疗时我最常用半夏、黄连等药改善这种痰湿的状态，还能降逆止呕、清利湿热。我在治疗痰湿时最常用的方剂就是黄连温胆汤，既能够治疗身体的痰湿，又能够调节病人的焦虑等心理问题，还能解决胃气上逆、实热上冲引起的头痛、失眠等身体问题。

在我学医和行医的过程中，发现很多疾病由于社会环境的变化和人们生活方式的转变，用古人的方剂已经不能起到很好的治疗效果了。就像上面我讲的过度的营养引起的脾困湿浊一样，这时要改变思路，不能一见太阴病就温中补气、健脾化湿，要结合病人的实际体质和病证去辨证用药。

少阴体质与少阴病

"少阴之上，热气治之，中见太阳。"少阴就是身体内阴阳水火的发源地，手少阴心经和足少阴肾经掌管着身体的水和火，水是身体的能量，没有水就没有了平衡和根源，火是身体的功能，能够温煦全身，负责身体内水的气化运行，当身体内的水和火失去平衡时就会产生很多的疾病。

《伤寒论》中关于少阴病的提纲说道："少阴之为病，脉微细，但欲寐也。"这样简短的一句话，就概括了少阴病的特征。

少阴病就是心肾不足、阳气虚衰、元气不足的一系列病证，少阴病分为阳虚和阴虚，很多疾病到了最后危重的阶段，就会出现亡阴和亡阳的少阴病。病人出现心衰或肾衰，这种情况在过去很常见，现在多出现在医院里的重症监护室。李可善用附子回阳救逆，也因他在医院工作，能够接触到重症监护室里的危重病人，在关键的时刻能够用回阳救逆或益气敛阴之法挽救垂危的病人。

而我最常见的就是一些慢性病老年病病人后期，比如糖尿病、高血压、风湿病、慢性肾炎肾病、中风等老年慢性病，这类疾病时间久了，就会出现元气不足、阴阳虚衰的证候，多属于阴阳俱衰的少阴病。我在治疗这类少阴病的时候，根据不同的病证和体质用药，往往会有很好的效果。少阴病阳虚的人，身体虚弱，阳气不足，表现为精神萎靡不振、手脚冰凉、少气懒言、情绪抑郁等虚寒的症状，我常用温通血脉、回阳救逆的四逆汤、附子理中汤类的方剂；有一些阳虚的病人，手脚冰冷的四逆症状不典型，阴阳气血俱不足、疲乏虚弱的症状比较明显，我最喜欢用温补阴阳气血、面面俱到的十全大补汤治疗；治疗妇女气血不足的月经不调、子宫虚寒，我常用气血双补的八珍汤加减治疗。虽然这些方子不是伤寒方，但是同样可以长期服用调理体质，疗效确切。少阴病阴虚的人，会出现心烦失眠、五心烦热、心悸气短的症状，用黄连阿胶鸡子黄汤治疗。阴虚火旺的症状很多，需要根据心肾的病证辨证施治。下焦肾阴虚明显的我用六味地黄汤、知柏地黄汤加减治疗，效果明显；上焦阴虚心阴不足的我用天王补心丹。

　　我把这类症状按六经归纳为少阴体质，少阴体质还可以分为阴虚体质、阳虚体质和精虚体质等，这种少阴体质通过身体体貌和系列的症状进行分类，每种体质对应不同的体貌和病证，治疗调理时有对应的方药，这样既简化了复杂的辨证过程，又能够准确地对证运用方药治疗疾病，提高疗效。

　　有些人是精虚体质，元气不足，抵抗力差，反复感冒，感冒后缠绵难愈，浑身乏力，心情抑郁没精神，浑身这疼那疼的不舒服。男性多伴有腰腿酸软、小便频数、性功能减退，女性则月经不调、各种妇科病不离身、面色暗黄、子宫虚寒、性冷淡。有的中老年妇女小便提不住，稍一刺激就尿裤子。

比如说精虚体质的人，我通过望诊就能判断出来。精虚体质的人体形呈三角形，下身比上身发达，相对来说臀部较大、腰身较长，腰胯和小腹部臃肿肥胖，体形偏胖，肤色晦暗无光，总是感觉持续性的疲劳，不管休息多久，总是感觉腰腿酸沉无力，下肢有时浮肿。这种体质多见于中老年，往往伴有很多慢性疾病，首先这种病人主诉自身症状特别多，腰疼腿沉、浑身疲乏无力、心烦失眠、头晕头痛、颈椎不好、后背拘紧不适、胃肠不舒服等。其次看精神状态总是疲惫不堪，任何时刻仿佛元神不能归位一样，表情淡漠、情绪低落。这类体质其实就是元气不足，我最喜欢用阴阳双补的肾气丸加味治疗。

少阴体质形成的原因，有先天的一面，也有后天的一面。后天形成少阴体质，究其原因，多是由于错误的生活方式。起居无常，经常熬夜甚至通宵；饮食无节，本应清淡却每日大鱼大肉满足自己的口腹之欲；房事无度，为图一时之快，本该休息的时候却调用元气一味地满足自己的感官欲望。还有一些人是因为滥用抗生素等寒凉药物和其他化学药物。很多的化学药物性质偏凉，有的孩子稍微有点不适就去输液，导致身体寒凉，伤害了身体的元气，形成少阴体质，遗害终生。所有这些错误的方式方法过度消耗人体的阳气和阴精，导致体质下降，使身体形成少阴体质甚至少阴病。

少阴体质其实就是一种元气精气不足的体质，那么怎样才能提高改善这种体质呢？现在一些养生节目给人们灌输了全民进补的概念，过度的进补反而导致身体富营养化而瘀滞，消耗人体的阳气。人人都觉得自己身体虚弱，都想通过进补而提高体质，但我观察到，真正身体强壮、元气充足的人，是那些运动员或者体力劳动者。因此，要想真正地改变这种少阴体质，关键在于坚持正确的运动锻炼和改变饮食生活习惯。药物是用来治病的，不能长期依靠药物进行养生保健。如果少阴体质严重形成少阴病时，我们可以通过药物治疗改善症状，纠正偏颇的少阴体质。

厥阴病是一种寒热交错、虚实夹杂、燥湿相混的状况，很多疑难疾病多处于这个阶段

"厥阴之上，风气治之，中见少阳。"阴阳之气到了极点，阴阳转化的时候，重阳必阴，重阴必阳，物极必反，这时候人体会出现很多的寒热错杂的情况。《伤寒论》中厥阴病提纲所描述的症状是最多且最复杂的："厥阴之为病，消渴，气上撞心，心中疼热，饥而不欲食，食则吐蛔，下之，利不止。"由"消渴，气上撞心，心中疼热"，可以看出厥阴病的人上半身火多上冲，所以就出现了上半身燥热的一些症状。虽然燥热干渴，但是吃不下，吃了还会呕吐，又伴有腹泻。这种上吐下泻的非常急迫的状态，就是身体寒热错杂的情况。

厥阴病的主方历来备受争议，有的认为是四逆汤，有的认为是乌梅丸，还有的认为是当归四逆汤。各家观点都有道理，我更认同乌梅丸是厥阴病的主方。有时候疾病错综复杂，经过分析也属于厥阴病，但开方用药并不局限于乌梅丸。随着学习的深入，我也慢慢地理解到厥阴病阴极反阳、阳极反阴，身体各种病势都想"忤逆作乱、为王篡位"。《黄帝内经》讲："君火以明，相火以位。"君臣在各自的位置上发挥作用，才能保证身体各功能的正常运行。张仲景治疗寒厥用四逆汤，治疗热厥用白虎汤，治疗水厥用茯苓甘草汤，治疗实热下利用小承气汤，治疗寒热交错、虚实夹杂用乌梅丸和干姜黄连黄芩人参汤。我治疗这类寒热错杂的疑难疾病时，还常用柴胡桂枝干姜汤、肾气丸、半夏泻心汤等。我看过胡希恕先生的书，他将各种治疗寒热错杂的疾病的方子比如柴胡桂

枝干姜汤、半夏泻心汤都归到厥阴篇。很多疾病到了厥阴的时候，都是一种寒热交错、虚实夹杂、燥湿相混的复杂状况，很多疑难的疾病往往都是这种状态。

我治疗过一例特别典型的厥阴病，病人四十岁左右，正值壮年，来就诊时说不知是何原因，身体总是有异味（不知是何味道，从哪里发出），而且常年睡眠不好，每到深夜三点左右就会醒来，小腿部特别冷，严重到睡觉时要妻子用电热毯把小腿裹起来，才能稍感舒适。其实病人无论家庭还是事业都很成功，生活无忧，但病人心里却充满了不安定，还伴有心烦不已、浑身乏力不适、大便稀溏等症状。初诊时，我分析病人每每三点醒来，是肝经当令，而且病人心中烦热，气上撞心，是上热下寒、虚实夹杂的症状，再看病人体形中等偏胖，面色暗，好像青核桃色，心理状态烦闷，和人交流强颜欢笑，舌淡暗苔白，脉弱无力。当时处方乌梅丸加减。服药一个疗程后病人睡眠不好、腿冷大有好转，大便正常，精神状态也明显好转。后来复诊的时候，两口子一起来的，其妻子说喝药后各种症状都好了，就是小腿还是感觉凉，于是我处方肾气丸加味，以继续改善腿凉的问题。

这类厥阴病我在临床经常遇到，大多情况复杂，如果辨证不准、用药有误，很容易使本来复杂的疾病更加棘手。

我把这类寒热交错、虚实夹杂的疾病，归纳为厥阴病，在治疗的过程中，厥阴为风木，适当加入风药往往能取得好的疗效。

讲一个让我记忆深刻的运用乌梅丸的病例。大概三十年以前，一位病人找到我，当时病人的状态很不好，长期腹痛、腹泻，脸色萎黄，浑身乏力，身体衰弱。我当时开方乌梅丸汤剂加减，病人服用后效果很好，我给他开的这张方子就被他保存起来了。后来隔了一段时间，这位病人又出现牙疼症状，自作主张喝这张方子，结果却不如初次治疗腹痛、腹泻效果那么明显，于是找到我治疗牙疼，我就在他拿来的方子上加了一味全蝎，病人喝了效果立竿见影，牙不疼了，之前腹痛、腹泻的症状也消失了。此后，病人便把此方珍藏起来，视为自己的救命秘方，每次一有症状就照方抓药，喝了就好。我还特意交代他这张方子的适应证为久病之人长期腹痛、腹泻，如若不是此方对应的方证是不能用的。得知了这些，病人还试着用此方给周围的朋友治疗和自己症状相似的病，每每也是屡试不爽，收效甚好，病人便更加珍视此方。大概过了十来年，这位病人又找到我，请求我重新照原方给他抄写一遍。我头一回见这样的病人，别人抄方还信不过，就得我亲手写的才相信。然后病人从怀中掏出那张旧方子，纸张已经破碎得拿不起来了，于是我又帮病人重新写了方子。病人小心翼翼地收入怀中，以备后用。这可真是"经久不愈苦寻觅，得一良方永收藏"啊！

张仲景在《伤寒论》中把乌梅丸汤证归于厥阴篇。厥阴为六经的最后一经，这种病都是时间比较长的，慢性腹泻也不是一两天的了，甚至是长达数年的顽疾。

接诊时见到各种疾病的病人，有很多的疾病都有一个共性，就是寒热错杂、虚实夹杂，这都属于厥阴病。

今年夏天，一位老太太由家里子女一起陪同来看病，一进门就让我们都觉得很诧异，因为病人居然在大夏天身着厚厚的棉服，而且围着厚厚的围巾，由三四个子女搀扶着艰难地走进诊所。老太太坐下后说话声音嘶哑，连咳带喘，还不停地用毛巾擦拭额头的汗水，女儿手里给老太太拎着一大瓶温开水，诊断期间病人就不停地喝水，而且不时把身上的棉服往身上裹，说得病这么长时间来一点风都不能见。

我当时望诊病人体形中等，属于少阳人，面色暗，脉象弦数，尺脉无力，舌质淡红苔白腻，病人存在的症状有咽喉痰多，口苦、口干严重，心慌气短，浑身乏力，汗多但身体发冷。这位病人的病情也很复杂，有痰浊又口渴，身体出汗但又怕冷不能吹风，夏天炎热的天气却穿得很厚，还围着围巾，怕风怕冷，很明显这是表证；病人胸中憋闷，痰如泉涌，这是里证，是太阴证；病人又有大便干燥的现象，这是阳明证；病人还有口苦咽干，寒热往来，是少阳证。这明显是个寒热错杂、病情复杂的厥阴病，六经的病几乎都占全了。有一个特别经典的方子柴胡桂枝干姜汤，虽然只是简单的七味药，但效如桴鼓。我给病人开完方后，病人起身坐到旁边的沙发上，坐下的时候把脖子的围巾松了一把，结果没想到被电风扇吹到了脖子，突然开始剧烈咳嗽、气喘，几个子女紧张地又拍后背又捋胸口，折腾了好长时间老人才缓过劲来。病人在服药一周后复诊，说在服药两天后各种症状就已经减轻了，只是嗓子还是感觉有痰，到复诊时病人状态明显恢复得很好，还和我兴奋地交谈患病史和治疗经历。

像这样寒热错杂的病例，如果当时辨证不准，只是单纯看病人穿得厚、怕风怕冷，就考虑治疗表证，或者只看到病人胸中憋闷、痰如泉涌，就用化痰的方剂，就不能取得良好疗效。因为病人还有口苦咽干、寒热往来的少阳证和大便干燥的阳明证，这明显是个病情复杂的厥阴病。柴胡桂枝干姜汤的七味药，每味药对病情的治疗都是环环相扣，对各经的病都有精准的治疗，从而能够取得很好的疗效。

随着我对《伤寒论》六经辨证的学习，我发现有的疾病在发展传变的过程中，最后往往发展成厥阴病。厥阴病就是身体极阳或者极阴的转化阶段，尤其是一些癌症病人，而且癌症病人的病情更复杂、更凶险，需要我们把准病机，随证开药，和疾病进行胶着的战斗。所以复杂的厥阴病在用药时要针对病机，并没有固定的方法。

一张治疗便秘的好方——香苏饮

下面，我跟大家分享一张治疗便秘的方子，方子不大，但只要运用得当，效果总是出人意料的好。

我的一个曾在机关工作现已退休的朋友，得了几十年的胃病，一点生冷的东西也不敢吃，每天吃饭非常谨慎，只能吃一些容易消化的食物，脾胃功能很差，而且常年大便偏干。于是我给他开了一个方子——香苏饮，但是我根据他的体质和症状把药味做了一些改变，由香苏饮合异功散加当归、枳实组成：香附10 g，苏叶10 g，人参10 g，白术10 g，茯苓10 g，甘草10 g，陈皮10 g，当归20 g，枳实10 g。并且叮嘱他如果肠胃感到实胀的时候可以加槟榔，感到气胀的时候可以加大腹皮。服药几天后，他过来向我反馈，自从服用了这个方子以后，每天排气特别多，大便逐渐正常，排出了很多的宿便，肠胃也好多了，以前治疗他的宿便问题也用了很多的药物，但效果都不明显，没想到这个简单的方子既能改善肠胃不适又解决了多年的便秘问题。他以前也是中医院校毕业的，后来在机关单位任职，并未从医，但对中医学多年来一直很痴迷，这也使他对这个方子产生了浓厚的兴趣，开始了用这个方子给亲戚朋友治疗顽固性便秘的试验。

每当有顽固性便秘的人，他就饶有兴趣地向别人推荐这张方子，还给我讲述了他运用这张方子给别人治疗便秘引起的肠胃疾病的多个例子。

他的一个三十多岁的侄女，又黄又瘦，常年肠胃不好，从小就便秘，经常一个多星期不解一次大便，尝试了很多药物身体也没有改善，平常还容易头晕、恶心，他按照这个方子亲自买了几剂药熬好后给侄女喝。他的侄女一开始喝完药排气特别多，觉得很不好意思，他就安慰侄女，说这是肠胃功能恢复的体现，只要喝药身体有反应就是好事。于是他侄女坚持服用了一月余，每天排便顺畅，排出了很多的宿便，身体状况有了很大的改善。

他的姐姐六十多岁了，食欲旺盛，每天能吃能喝，但饭后就感觉小腹胀满，大便秘结，常年排便不顺畅，整天浑身乏力，总是犯懒，不愿意活动，做什么事情也是有气无力的状态。他听说以后就亲自去药店给他姐姐抓了一剂药。他的姐姐喝了一剂后，打电话跟他反馈说，喝完药后排出了很多的宿便，早晨起来觉得身体轻快多了。他听了以后喜出望外，从此便更加热衷于试验这张方子治疗各种顽固性便秘的疗效。

一次他拿着药方在药店抓药的时候，药店的司药见他经常按照这个方子来抓药，就好奇地和他攀谈起来，问他这张方子是治疗什么病的，肯定效果很好，要不怎么经常见他照方抓药呢？他便热心地跟人家解释这个方子对改善肠胃疾病效果很好，当时药店的司药正好也是肠胃不适，小腹部常年胀满不舒服，没有便意，有时候长达一周都没有大便，便把他这张方子抄下来，自己抓了一剂药。几天以后他又去药店抓药的时候，那个司药见到他跟他说，喝了上次那个药方以后，肠道"咕噜、咕噜"地排了好多气，大便也变得顺畅了，喝完感觉身体特别轻快，还把这个方子推荐给了药店的同事，大家都反映服用后肠胃舒服，排便顺畅。然后他还特别细心地观察了药店这几位妇女的体质，都是中年人，体形偏胖，面色发暗，小肚子和腰臀比较大而臃肿，属于肠胃积滞严重的情况。

他的一个外甥女，素来脸色污浊，总是出现浑身乏力的症状，曾经向他诉说自己经常一周才排便一次，小腹总是发硬、不蠕动。他观察这个外甥女的体形偏瘦，按他的话说这归结为脏器下垂的体形。他同样是把这个方子推荐给这个外甥女，怕她不喝，还亲自买药熬好了给她送过去。服用几天后，他外甥女肠胃积滞的情况也有了明显改善。

经过许多次的尝试，他对这张方子的应用坚定了信心，把这个方子视为珍宝，每当遇到这种类型的病人有类似的常年便秘的症状时，便推荐给人家，还过来和我交流经验，说自己运用这个方子也是按我跟他强调的那样，告诉他们什么样的人群能够取得效果。

香苏饮不仅药味简单、容易把控，而且疗效确切，是我最常用的治疗妇女常年便秘的一张方。这类妇女多见于中老年，大部分体形虚胖，小肚子和腰臀大而臃肿，面色黄暗污浊，虽然饮食如常，但是排泄不通畅，很多人根本没有便意，常年便秘，有时候都不知道多长时间没解大便，小肚子经常胀满不适，浑身疲劳，整天喜欢赖在床上犯懒。也有一些年轻的女性，腹肌紧张，肠胃症状多。

这张方子针对的腹胀是在小腹，很多都是以虚胀为主，多见于中老年妇女，往往伴有气血不足，浑身乏力，香苏饮合异功散治疗这类人群肠胃症状及常年便秘，有很好的疗效。

还有一类腹胀便秘的病人，他们排便较干硬，有的甚至是粒状屎，这种类型的腹胀、腹满是以脐周围为主，多见于儿童和年轻人。他们体形偏瘦，皮肤黄白，腹肌紧张，体质虚弱，没有食欲，反复感冒，腹胀腹痛，我多用小建中汤、当归建中汤或黄芪建中汤治疗。

现在见得最多的是一些青壮年病人，他们体质偏实，便秘，多见于上腹部胀满，心下憋闷，舌苔厚腻，口气重，经常便秘，往往伴有头晕、头闷、"三高"的症状。腹诊感知病人心下胀满，有的按之疼痛，甚至拒按，治疗这样的病人我最常用的是大柴胡汤。

在治疗的时候我通过腹诊鉴别腹胀的类别，区分病人腹胀的部位，然后对应不同的便秘类型分别用不同的方子予以治疗。

治疗反复口腔溃疡的好药——黄连、甘草、九节菖蒲

一天，我看到一位母亲带着孩子边走边大声说着什么，这引起了我的注意。等那对母子走近了我才听清楚那位母亲说的一句话："我真是没招了，为治你这个口疮都输十几天液了，嘴还是疼，口腔溃疡还越长越多。"孩子委屈地垂着头，嘴里好像还淌着口水，眼里噙着泪花。

我听了那位母亲说的话，苦笑一声，跟徒弟们说这样的家长真是让人痛心，简直就是愚昧无知，孩子不知道遭了多少罪了，长口疮就这么给孩子输液，这不是南辕北辙吗？治口疮在中医看来是多简单的事情啊，简单的几味药熬一小盏就搞定了，黄连、甘草、节菖蒲熬着喝了，即使有的孩子不喝中药，把药汁涂抹在舌头和唇部也会起到很好的作用。黄连清上焦的湿热，甘草就是专门治疗各种溃疡的，节菖蒲是引经药。西药中有治疗胃溃疡的一种老药"生胃酮"即甘草制剂。

屋里坐着等待熬药的病人就特别好奇，说："几味药就能治好口腔溃疡啊，我家的孩子那时候长口腔溃疡，吃各种维生素、贴口疮贴都不管用，孩子天天疼得不吃饭。"我说对于这些简单的症状，几味药对症很快就没事了，尤其是孩子的病还不太复杂。但是现在好多孩子长口腔溃疡或口唇长疱疹，去医院检查不是说缺维生素就说是病毒感染，让补充维生素甚至输液。

口腔溃疡属于消化道的溃疡，复杂或病程长的口腔溃疡要辨证治疗，实热便干者加大黄，虚寒便溏者加干姜、人参。单纯的溃疡仅出现在口唇或舌头，严重时溃疡会出现在整个消化道黏膜，比如胃溃疡或者

十二指肠溃疡，更有甚者会出现呼吸道黏膜溃疡甚至泌尿系统黏膜溃疡，这些疾病病情复杂，需要用各种复方治疗，如张仲景治疗这些消化道疾病的经典方就是半夏泻心汤、生姜泻心汤、甘草泻心汤、黄连汤、乌梅丸等，这些方子中都离不开黄连、甘草这两味药。

不要被医院的检查结果所困扰，凭脉证诊断疾病，往往能取得好的疗效

有一天快下班的时候，一对老两口互相搀扶着走进诊所。老太太手里拎着一个塑料袋，里面装着几张医院的检查结果单，她边往外拿医院的检查结果单边抹眼泪，说几天前老伴天天一口东西都吃不下，天天在炕上躺着起不来，就去医院找医生看病，检查了一下，说虽然不知道医院检查的结果是什么意思，但老伴最近的状况实在是令人担忧。

县医院检查结果显示病人肝、肾功能不全，血清检验尿酸高，尿素高，肌酐高，还有酮体阳性，医生说这将会引起代谢性酸中毒，严重者将危及生命。医院强烈要求病人住院治疗，因为当时病人出现的症状较严重，精神萎靡，浑身乏力，食少纳差，食后恶心胃痛胀气，而且还存在每天大便稀薄的症状。由于家庭困窘，病人只是在医院开了一些药物回家服用，但回家服用几天药物后症状却没有丝毫缓解，反而整天躺在床上昏昏欲睡。老伴见其状态越来越差，便焦急地四处打听有没有医术高明的中医大夫，后经人介绍寻到我处。

当时脉诊病人脉象滑大有力，舌质淡，苔白厚腻，观察病人面色暗、有油光，便问病人最近是不是在地里干活热着了，我说你这个脉象明显是暑脉，病人恍然大悟，说麦收之前去地里除草，中午回来之后就

恶心、嗜睡，当时没当回事，结果情况越来越严重。

于是我就给病人开了藿朴夏苓汤合三仁汤，病人喝了七剂后自己骑着电三轮前来复诊，病人精神恢复，浑身乏力的症状也减轻了，食欲也比之前旺盛了，身体状态慢慢恢复了。病人还感慨道当时身体症状那么严重，如果按医院的要求住院治疗，各种检查轮番上阵，又是透析又是各种化验的，身体状态可能会被过度折腾而越来越糟糕的。我还跟病人解释说，他这个病其实在中医看来，脉象是暑脉，病情是暑湿，舌苔那么白腻，就是一派暑湿之象，治疗起来是很简单的事情，如果按医院的检查又是肝肾功能不全又是酸中毒的，会越治越复杂。

不定时嗜睡昏厥，用治疗痰迷心窍的涤痰汤取得好效果

一天下午将近下班的时间，来了一对老两口，病人是老太太，这是她第一次复诊。老太太向我反映用药后效果很好，困扰自己多年的问题现在终于有所缓解，自己的头脑有点"拨开云雾见天日"的感觉。

这个老太太虽然已处花甲之年，但食欲旺盛，平常睡眠也很好，但就是有一个问题常年困扰着她：每天不定时地晕倒，坐着或者干着活就能昏昏入睡，甚至骑着自行车也能昏厥，好几次在骑车过程中不知不觉地睡着了，差点出车祸。虽然这个症状并没有使身体哪里不适，但却像一个定时炸弹，家人生怕她外出时突然晕厥，发生什么意外。

除了这个不定时晕厥的毛病以外，当时我望诊病人面色暗，脉诊脉象浮滑，舌质淡苔白。病人自诉平常脾气大，爱着急上火，但病人对其他症状都不太重视，单独对这个晕厥昏倒的症状耿耿于怀，因为这个毛病使她常年担惊受怕，生怕出门在外出事。她也曾经到处求医，有的

大夫按脑供血不足调养过，也有的大夫按脑血栓治过，但都没有多大效果。

当时我首先从体质的角度分析病人病情，病人虽然年岁已高，但食欲非常旺盛，平常不晕厥的时候精力尚可，两眼炯炯有神，说明病人身体几乎所有的能量都集聚在上部，然后我根据病人面色暗、脉浮滑分析，病人身体痰浊上涌，痰迷心窍，而且怪病多痰，于是给病人开方涤痰汤加味治疗。

病人复诊的时候说，服用药物期间一次晕厥的现象也没有出现过，这真是让人喜出望外，多年的顽疾没想到用药短短时间就有如此好的疗效。病人也信心十足，要坚持喝药直到祛除顽疾。

天人合一，人体得病因季节转换而不同，用药也要顺应自然变化的规律

随着四季更迭，来诊的病人所表现出来的病证会随着季节变化而变化。

初春时节，万物复苏，气温回升，身体阳气开始生发，这个时候的时令病就是好多中老年人出现脚后跟疼，伴随着腰腿酸沉、头晕的症状，严重的甚至脚不能沾地，走路脚后跟跟针扎似的疼。有的病人还说这样的症状每年春天都会出现。其实这是因为春天阳气生发，阴寒未尽，气候多变且变化幅度很大，春寒料峭时人体最容易因寒邪伤及阳气，加上肾气本身不足而阳气生发太过，就会出现脚后跟疼。就跟夏天的禾苗一样，水分、阳光充足的情况下长势迅猛，势必会蹿得太快而脱节。人体也一样，春天生发之气旺盛，人也顺应自然规律而阳气生发，

但好多人本身肾气不足，势必会出现脚后跟疼、腰疼腿酸等一系列症状，治疗的时候应该固阳补肾。

有时候，一场倒春寒使得人们猝不及防，许多人就开始出现往来寒热、头晕头痛、浑身酸痛的症状，乍一听好像是感冒了，可是身体的症状却会持续很长时间而不痊愈。那段时间，总能看到一些神情倦怠、浑身慵懒的病人，有的病人甚至来了以后就躺在沙发上等着就诊，或浑身酸软无力地坐着，没精神，多的时候一天甚至出现近十例这样的病人。这让我的徒弟们很诧异：精神不振、困倦乏力、头晕脑涨的症状会传染吗？同时，这锻炼了我望诊的能力，让我练就一眼就能看出病人的身体存在哪些问题，以及其对应的体质和现阶段所存在的病症。

这样的病人见得多了，我们就在临床用心总结规律，通过望诊和脉诊观察这类病证的病人都存在哪些病证，以及对应其体质都有什么共同特征。这类病人的病证多而且复杂，有一系列表证——四肢酸疼、浑身乏力、身体浮肿，浑身感觉发冷；有的还伴有上火的症状——口苦咽干、口舌生疮、心烦失眠；消化系统则表现为饮食无味、食不消化，大便不畅、小便频数。虽然身体症状丛生，但去医院检查却没有发现什么病变。这类病人的脉象多浮缓，就说明这类病人身体整个的状态都是松弛、懈怠、慵懒的，治疗这类疾病有一个很经典的方子，就是李东垣的升阳益胃汤。我们要通过病人的脉象感受到与其身体相符的一种力量，以及其身体的症状和疾病的趋势。

有的人就会心存疑问：升阳益胃汤应该是在秋燥之时用的方子，为什么会用在春天呢？这要和当年的时运相联系。有一年的气候和往年大不相同，那年的前一年夏天过后没多久，天气骤然变冷，人们还没来得及感受往年秋天肃降之时阳气被郁，就直接感受冬季的寒冷，开始冬藏。但真正进入冬天以后，天气反而不是想象中那般寒冷，那年冬天算是个暖冬。经过一冬的蛰伏后，人体的阳气开始萌动，等待春暖时好破土而出，可天气却给我们的身体来了一个下马威，出现了几天倒春寒的天气。这样有的人的身体就受不了了，本来身体阳气要生发，可是现在的天气不给力，于是出现胸满不舒、食少纳差、骨节酸重、肢体僵痛、倦怠嗜卧等病症。

这种天气就好像一块三明治，两边冷、中间热，中间的火腿被烤得滋滋冒油，外面丝毫不给这火热以散发的机会。人夹在这种天气中也是一样，风寒束表，人就像得了感冒一样表证很多，但比感冒还要严重得多，因为病人除了感冒的表证还有心烦失眠、口舌生疮、嗜睡倦怠等一系列看起来内心烦热的症状。这就是阳气生发不起来所造成的。升阳益胃汤里面的药物有多味解表药，含六君子汤，而且药物偏燥，是把人体的阳气整体上提。

然而，有了这样的气候条件，并不是所有人都会得病，有的人身体就没有任何不舒服的反应。这类得病的群体有什么特征呢？望诊长相圆润浑厚，有太阴土行人的特点，脾虚或湿气盛的人，湿气重而产生阳气被郁，不能生发。"太阴之上，湿气治之。"这又和升阳益胃汤的药物作用相呼应。升阳益胃汤就是一个针对太阴体质化湿的方子：祛风除湿、运脾利湿、清热化湿、升阳除湿、益气除湿，就是作用于太阴体质的人阳气被郁而应用的，每味药和病人的病证都是丝丝入扣。说到这，我由衷地感慨，李东垣真是太伟大了！用古人的方子不仅能治今人的病，而且还能治得很好。

还有一种情况，就是一些大病初愈的病人，身体状态在冬天还可以，但到了春天生发不及，就会症状丛生。

少阳体质的人，阳气足，生发过度，出现少阳证的情况多。

反观今年立春时，初春的气温迟迟升不起来，风寒束表，立春后阳气生发，热郁于内而形成季节时令病。有人出现浑身沉重乏力、肢节酸痛、头闷头晕等一系列表证，有人出现口舌生疮、牙痛、咽痛、眼涩、耳鸣等上火的症状，还有的老年人晨起乏力、饮食无味，这都是由于阳气内郁而不能生发造成的。初春的时候内有湿热，外感风寒，湿热内蕴，阳气不升，从而出现上述诸多的症状。我给徒弟分析说，这个病例就是外有风寒、内有郁热、阳气不升的升阳益胃汤证，当时用升阳益胃汤加减都起到了很好的疗效。

春夏交替，到了立夏的时候，天气干热，又出现了一批大热、大渴、大烦症状的病人，而且春夏交替的时候，由于特殊的气候特点，干热之风肆虐，烈日炎炎，人体生发之气旺盛，好多孩子还出现流鼻血的现象。针对这类病人，我用白虎汤、竹叶石膏汤予以治疗，清热解肌，除烦止渴。

随着气候慢慢变暖，转眼到了夏至前，每年的夏至前，孕期妇女先兆流产的病例较其他季节更多，好像习惯性流产的病例都集中在这一时期。可能是由于夏至前，阳气生发之极，有的人体质肾气不足、生发不及，加上这个时节气候干燥，每天烈日炎炎，胎儿也会躁动不安，就容易有先兆流产的现象。孕妇一旦出现先兆流产的现象，就会去医院寻求治疗方法，医院往往会建议卧床休息安胎，并且注射黄体酮保胎。黄体酮起到的作用只是增加孕酮，如果身体有其他症状并不能起到很好的治疗作用，此时用中药治疗就能取得很好的疗效。

在夏至时节，人体阳气生发之极，好多孩子还会出现流鼻血的现象，并且伴有发热、干咳等身体伤津的症状，较常见的现象就是在这个季节好多孩子会出现手足口病等温病。

除了孕期妇女和儿童容易出现这些突发病症外，还有的人在这个季节会不明缘由地腹痛，有些平常就容易腹痛的病人到了这个季节还有加重的趋势。

每年的时运就决定了人们的好发病证以及治疗用药方向。

四季流转，夏至已过，这个时候的自然界动物表现得活力迸发，而植物更是满目葱茏，当然，每天肆意滚烫的阳光也是毫不留情地提醒着我们盛夏的来临。

人类作为自然界的一部分，所有的行为方式及表现也是受自然界影响的，尤其是身体在某个不同的时节所发生的病证更是受当时季节气候的影响。我每天接触不同的病人，体会不同的病证及治疗方法，发现一个规律，就是每个季节来诊的病人都会有或多或少的相同病证，什么病就好像是组团来似的，甚至有的时候不同的体质表现出来的症状差不多，开出的药物治疗方向也是类似的。在瞬息万变的大自然面前，人会产生一种敬畏和依赖之情，所生的病也是和自然界步调一致的。这可能就是我们经常说的"天人合一"吧。

夏至过后才是真正热的时候，气候干燥炎热，干热风盛行，人们最容易出现中暑的现象，最直接的中暑原因就是人们不注意防暑降温，在炎热的环境中高温作业。轻度中暑的症状就是头晕、心慌、出汗、口渴、食欲不振；如果中暑严重就是我们常说的热射病，以剧烈的头痛、大汗淋漓、神志不清为特征，甚则出现高热昏迷、晕厥，这是很危险的，随时都有生命危险。

而现在最常见的中暑原因已经不是这种单纯地因为热了。现在的人无论在公共场所还是在家里，长期开着空调。人们在外热得汗流浃背，一旦进入空调所营造的凉爽环境中，身上的汗片刻消失。就这样反复穿插在冷热交替的环境中，身体自然出现一系列中暑的病证。这种情况的中暑并不是单纯地因为热的原因，而是身体在燥热的情况下，贪图凉爽，造成身体内部暑热不能外出而产生的各种症状。这类情况的中暑，身体所存在的病证就是浑身疲乏酸软、腰腿无力、慵懒怠惰，还有心烦、心慌、心悸、口渴的症状，甚则伴有精神恍惚、嗜睡懒言，这都是因为表不透，热郁于内，里又不通造成的。

治疗这类情况的中暑，如果病人脉象弦细，出现口渴、心烦、浑身乏力、燥热等症状，以养阴补气为主，临床多用竹叶石膏汤、麦门冬汤，以及王孟英的清暑益气汤治疗。有的病人有伤气的情况，脉象虚大，出现心悸心慌、少气懒言、嗜睡怠卧、食欲不振等症状，用李东垣的清暑益气汤加减治疗。

转眼到了盛夏暑期的时候，雨季来临，伏天暑湿重，人们中暑则会暑湿夹杂，治疗这类中暑的情况应该轻清宣泄，用药以芳香化湿为主，比如藿香、佩兰、扁豆；有的病人出现虚热，用三仁汤、藿香正气散、藿朴夏苓汤、甘露消毒丹治疗；长夏暑湿的时候好多人出现头痛恶寒、身重疼痛、苔白不渴的病证，治疗这类病人时，清热利湿、除寒祛湿、宣畅湿浊、清暑益气，通常能起到很好的疗效。

每个季节所对应的疾病都有发病规律，这就决定了这段时间治疗疾病的用药思路和治疗方法。这就像一个循环的周期，循环一圈下来，再去回顾这一年四季的种种病案和治疗思路，才能真正明白身体疾病和气候的关系。但有时候人们的发病规律与自然环境是背道而驰的，因为社会的发展早已破坏了大自然的运行规律和平衡，现在的人们生活方式也与祖辈世代所形成的生活习惯不可同日而语。所以现在人们在炎热的夏天也可能会出现寒证，在严寒的冬天也可能出现热证，在五运六气的运用当中，更要重视人为的客观环境的改变对人体的实际影响。

"一层秋雨一层凉"，淅淅沥沥的小雨下了一整夜，空气清新，让人也感觉神清气爽。某天，翻看最近门诊的接诊记录，发现虽然已入秋，但却有好多病人在治疗的时候用到了清暑益气汤。徒弟就特别纳闷地问我，为什么夏天暑热最严重的时候没有频繁地用清暑益气汤，而现在天气凉爽了反而总有病人用到清暑益气汤呢？

我分析说，我们这个地方四季分明，每次换季的时候，由于气温变化，有的人的体质无法适应忽变的气温而出现很多症状。

最近气温下降，但人的身体还处于盛夏炽热的高代谢状态，而外界的环境已经凉爽，体表凉爽而不能出汗散热，造成内热瘀滞，过热伤阴，许多人出现头闷头痛、失眠心烦等，有的病人还口舌生疮、牙疼，这时应用清暑益气汤治疗这类气阴两伤的情况。这类病人通常浑身极度疲乏，心悸心慌，有很多过来看病的病人曾经住院治疗也查不到具体原因，住院治疗效果不明显。这类病证通常已经延续很长时间了，病人的脉是典型的暑脉（暑脉的特点是虚大而数），病证就是以心悸乏力、头晕口渴为主，这就是温病讲的伏暑。伏暑是由暑邪引起而发于秋冬季节的慢性气阴两伤的热病，其发病特点是热后着凉发病，病势既重又缠绵难愈，初起寒热不规则，以低热、心悸气短、口渴、脘痞、苔腻等暑湿之邪内蕴外发的证候表现为主要特点。我根据不同的病证，常用麦门冬汤、竹叶石膏汤、李东垣的清暑益气汤、王孟英的清暑益气汤辨证加减治疗。

每个季节或者换季的时候，人们都会出现不同的病证，用药都是有规律可循的。

季节过渡的时候，人们很容易生病，《黄帝内经》说："冬不藏精，春必病温。"太多人的身体总是处于和自然对抗的状态，所以身体就和时节难以协调而导致各种各样的病证。临床诊断疾病是随着季节变化而有规律可循的，针对不同的季节，处方用药也根据不同体质辨证施治，这让我更感受到了中医治疗是和大自然和谐统一的，人体用药也要顺应自然规律。

享受饥饿之心得

　　最近应诊之余，与一位友人闲聊时谈到现在盛行的辟谷养生，即人在一段时间内不进食物只喝水，在身体放松的状态下调节身心，开发人体潜能。这种方式如今备受人们的推崇。很多参加辟谷的人出关后会发现很多以前想不明白的事情一下子释然了，会发现自己内心真正的渴望。虽然我自己并没有参加过辟谷，但可想象出辟谷的过程会如冥想一般的感觉，整个辟谷的过程由最初的兴奋，进而是中途的疲倦和忍耐，最后在极限中的令人着迷的另一个自己呼之欲出。

　　如今，我们处在一个物质极度丰富的时代，人们的生活水平直线提高，似乎已经忘记了什么是饥饿。仅有的饥饿体验也变得如数家珍。一日，诊所来诊者络绎不绝，但负责抓药熬药的人却因有事外出，我只好一个人接诊开方后，抓药熬药，忙碌时也就顾不得吃饭，一天下来疲惫至极，晚饭也没吃就直接休息了，且入睡很快。早晨五六点的时候醒来，肚子空空如也，全身轻快酣畅，久违的感觉甚是舒服。这个时候自己能感觉到气血在体内的流动，大脑清醒，思维敏捷，这种感觉曾经伴随着年少时候的自己，细想竟然几十年未曾有过了。

　　由此想到我们在饥饿时消化系统得到了充分的休息，但由于我们如今饱食终日，胡吃海塞，消化系统每天在加班加点地工作，从不曾放松过，我们的元气都用于消化食物了，没有足够的能量去供应大脑。我们的大脑没有足够多的能量供应，怎么会有更多的聪明和智慧？纵观历史上众多的杰出人物，他们的发明创造及杰出成就，大多在逆境中造就，功成名就后在富贵时反而走了下坡路，江郎才尽了。现如今也有这样的一种规律，富贵的人大脑成天昏昏沉沉，身体缺乏能量，身体抵抗疾病的能力大大降低，各种富贵病悄然而至。

当人体得了疾病时，就会调动元气去抵抗疾病，如果吃了过多的食物，元气就被调去消化食物，我们的抵抗力就会减弱，比如我们感冒了，没有食欲，就是人体的元气被调去抵抗感冒，消化系统没有足够的元气，所以没有食欲，这时候我们就不能过多地给人体增加负担，要吃一点容易消化的食物，更不能吃得太饱，以免增加肠胃的负担，消耗过多的元气，降低人体的免疫力。

平时我们吃的营养物质过多，我们的元气就会被大量地调去消化这些营养物质。仅有的元气过多地消耗在了消化系统上，就会降低人体的免疫力，这也就使人体的抗病能力大大降低，人体的自我调节功能就会下降，各种慢性疾病就会产生。

由此也让我更明白，自己的身体需求原本没有我们想象的那么多，所以我们不妨尝试饿几顿，让我们的消化系统好好地休息一下，让我们的元气集中力量去修复身体。不要把元气总是集中在消化系统中，而要让元气更多地去修复和调节人体的功能，去抵抗疾病。胃里空空的，脑子也会变得空灵许多，心里也会变得释然许多。在身心内外都是干净的状态下，连自我感知力都会有所提高。

身体的变革

我治疗过一些癌症病人，在他们身体极度虚弱的时候，用药固本培元，在病人的病情稳定、元气充足以后，身体就会自动对疾病进行反击。然后身体状态就会有大的改善，好像经受了一次变革。看到的这种现象多了，就会引发我的思考。我跟病人讲，每一场大病，对身体而言，就像是一场战争。身体为了对抗疾病，会引发一场恶战，在战火将要熄灭的时候，只要人体的元气不息，人就会颤颤巍巍地站起来，重建自己的身体防御系统。在这个重建的过程中，我们要通过各种手段给身体一个良好的信息，扶正祛邪，身心同治，去引导身体迅速恢复。在恢复的过程中，身体的元气慢慢囤积，在充盈到一定程度以后，身体会满血复活，来一次绝地反击。每次反击一旦成功，身体的正气就会占据主导地位，自此之后身体的状况就有可能一路好转。

我们的身体就像一个国家，外敌入侵的时候，国家的军队要群起而攻之，当国家百废待兴的时候则需要变革，重建自己的系统和秩序。当我们的身体有一些病变的时候，自身的免疫系统也会起来对抗外邪，在对抗的过程中，对自己陈旧的病态的系统进行改变和革新，重建自己的系统和秩序。

其实不仅是一些重大疾病的发展过程中有这样的变革，儿童在成长过程中也会出现身体的变革。家长如果留心观察，就会发现有的小孩子每发一次热，精气神就整体上一个台阶，行动比以前灵活了，智力比以前提高了，心智比以前成熟了，见识比以前更多了。孩子在发热的过程中成长，脏腑的气血在发热中变化、革新、完善，免疫抗病机制也逐步建立。这样的变革可以是一次发热，也可以是身体的一次发育，无论哪种形式的变革都是要把人体内陈旧的部分、衰竭的力量、紊乱的生命规律重新规划，再重建防护系统。

再比如最常见的幼儿急疹，绝大部分的孩子在六个月的时候，会突发一场急疹。出疹的过程也是身体的一次变革，疹出热退的过程其实是孩子胎毒外发的过程。有的孩子生下来以后身体虚寒，脾胃虚寒，经常腹泻，脸色、口唇也是淡无血色，经过急疹以后，孩子的脸色、嘴唇和舌质变得红润，孩子自身的免疫力也会提高很多。

我在行医的过程中，见过很多这样身体变革的现象，比如一些虚寒性体质慢性贫血的病人，常年用药治疗，效果一般，但经过一次发热后，他们的体质一下就转变过来了，面色变得红润，气血充盈。我还见到过，有一些女孩在青春期以前肥胖，体形难看，经过一次感冒发热或是疾病后，身体好像经历了一次蜕变，体形发生了变化，可谓是"女大十八变，越变越好看"。

春节过后综合征

春天生发之气旺盛，有的人肾气不足，阳气生发太过就会出现腰腿酸疼、脚后跟疼的现象；太阴体质的人，体内水湿重，有的人感受外寒后就会出现内热外寒阳气不升、浊气不降的现象，出现浑身沉重乏力、肢体酸痛、心烦失眠、口舌生疮、牙疼上火等，这就是我们以前讲过的用升阳益胃汤的病证。

每年春天正月过后都会有这样一类人前来医治，年龄五六十岁。这类人的脉象弦大有力，望诊面色红光、油腻，问诊平常身体还算健康。病人认为歇了一冬天后，开春该劳作了，应该充满活力，但身体反而出不了力了。这类人望诊多为少阳、阳明人，他们这种体质的人虽然阳气比较足，身体比较强壮，食欲旺盛、吸收能力强，但是排泄能力弱，再加上冬天活动量少，过食肥甘厚味食物，容易造成湿热积滞，痰火上蒙清窍，痰浊之气上逆，从而出现高血脂、高血压，表现为头晕、头闷、心烦、腹满腹胀、便秘、浑身乏力等。

遇到的病人多了，我就总结出了规律，问题就出在病人的生活方式上。我在基层行医，每天和农民打交道，深知农村的习俗和生活规律：每年秋收之后人们就开始休养生息，整个冬天悠闲自在、饱食终日，而且深冬的时候正值过年，家家户户张罗着各种高营养、高脂肪的食物。这样经过漫长冬天的藏养，积攒了整整一冬天的慵懒，春节过后，要准备春耕劳作了，有的人身体就会出现各种积滞沉迟的状态，身体沉重，迈不开腿，还会出现血压高、头晕、头闷、心烦的病证。有的人害怕自己得脑血栓类疾病，就开始输液降压，扩张脑血管，但却不见效，一行动还是头晕眼花、肢体沉重。有的人出现这样的状态，就觉得是身体亏虚了，开始自行滋补，认为补充足够的营养之后身体就应该恢复正常了。但这种情况往往是越补身体越沉重，各种不平衡、不协调的现象丛生，甚至出现心烦易怒、失眠等各种情志方面的问题。我将这种现象称作春节过后综合征。这类人身体积滞严重，好像车轮滋着一层油一样，运行不畅，沉重乏力，其实就是劳作和饮食不合理造成的。

最近这几天每天都有这样的病人，当时病人察觉到身体疲乏酸疼的症状后，有的就去医院检查，结果那些医疗器械也没有真实反映出身体的症状及病情程度，病人的思维惯性觉得身体乏力就是虚，就要补。大夫问诊的时候病人也是这样表述，这就对大夫产生一种误导，大夫按病人要求开些滋补气血的药物，吃一些身体本来不需要的、不该吃的药，使问题没有得到根本解决，有的还愈加严重。

今天的病人是一位女士，体形壮实，平素身体健康，能吃能睡，干工作也是身体力行，可是经过一个冬天的休养之后，开春干什么活都感觉力不从心，走路都感觉气短，于是这位病人就认为自己是身体虚弱，气血不足，开始自行用人参、枸杞子等各种滋补的药物泡药酒喝，平常饮食也更加注意，隔三差五就用当归、黄芪炖肉煲汤。可是这样过了几天之后，病人出现手脚心烦热、晚上失眠而且前胸后背出汗的症状。我分析说："你的身体根本用不着补，你看你的脸色红亮滋润，好像涂着一层油，身体这么壮实，也没有虚弱的迹象，你身体积滞严重，有内热，越用滋补的药症状越多，这是适得其反了。其实就是歇了一冬天之后，身体运行不畅了，应该以通腑泻热为主。"

遇到这样的情况，病情比较严重的病人，就用解表通里的思路来治疗，表证比较明显的就用葛根汤解表，里热比较明显的用大柴胡汤通腑泻热、清理积滞，痰湿明显的病人用半夏厚朴汤或温胆汤加减予以治疗。通过通腑泻热、解表通里的方法，病人的身体状态就会变得轻快，各种沉重乏力的症状就会消失，身体状态和工作状况又恢复正常。有的病人症状较轻，就让病人加强运动，下地干活，活动开了，身体没有积滞了，也就不再沉重疲乏了。

每年春节过后，有好多病人的智齿想往外钻，所以也能看到好多人出现牙痛的症状。

第三篇
中医眼中的心理疾病与调适

每个人在生活中都有身体和情绪高昂的时候，也有处于低谷的时候，有的女性朋友在每个月由于生理阶段的不同也存在情绪的起伏。作为一名中医，我们要做的是找到引起疾病的原因，用药改变病人身体状态的同时，给予心理上的语言疏导，帮助其化解不良的情绪。

多年的行医经历，使我总会遇到各种典型的心理疾病病人，接下来我把这些真实的案例从记忆深处翻找出来。这里面的案例可能是某一位病人的治疗过程，也可能是这一类人群的心理问题。心理疾病不同于别的疾病，除了给予药物治疗以外，面对当代人形形色色的心理困惑，语言层面的疏导更是不可或缺的。我作为一名中医，自知并不算合格的心理医生，但我都会认真和每一位心理疾病病人沟通，通过揣摩病人的心理和性格，选择他能够接受的语言去给予治疗，并且这样的治疗过程多数时候是能够得到病人的认可的。我敬畏这种沟通和感应，并为之感动，赢得病人共鸣的过程，也是病人逐渐走出心理阴影的过程。

在这些案例中，有青春期因为不良嗜好而导致身心出现各种问题的男青年，他们轻则情绪低落、悲观，不愿与外界交流沟通，重则出现自残、厌世等倾向。有的青年因为生活缺乏目标而情绪低沉、悲观抑郁。有的案例讲述的是一个女性，她以孩子的出生为分界线，开始领略不同的人生，哺育下一代的身体劳累辛苦及精神上无法排解的焦虑，又引起一系列身心健康问题。还有一些成功人士，外人看来他们事业成功、风光无限，社会地位显赫，本应该享受自己的名利和地位，可就是这样的高处不胜寒，地位越高他们所承受的压力就越大，心理状态和脑子的弦绷得太紧，终有一日身体也随之轰然倒塌了。此外，有的人在工作岗位上勤勤恳恳了大半辈子，退休后本该开始享清福了，但心中不免悲凉，一片失落惆怅，坚持了大半辈子的事情突然失去了，自此滋生出许多的心理问题。

面对各种心理疾病的病人，我们除了想伸手拉他们一把以外，更想告诉他们的是，情志类疾病作为一种很常见的心理类疾病，并不可怕，我们通过药物可以改善他们的身体状况，同时通过语言让他们自己感受到自己身心的问题是可以解决的。只有真正地让他们自己走出来，内心密布的乌云才能消散，才能亲身感受到世间的一切都是美好的存在，那么整颗心也会豁然开朗。

这几例心理疾病的治疗过程，没有古板的医案记录，也没有具体的开方遣药，更没有老生常谈的说教。只是通过讲述这些案例的治愈过程，真实地把他们呈现在读者面前，其中有病人的叙述，也有我唠家常式的娓娓道来，这里面有我的情感、你的悲欢、他的伤痛，但这都不影响我们从中汲取些什么。记录这些的同时，也让我真实感受到，对待各种心理疾病，如果越掩饰、越克制，其后果就可能越不好。与其逃避，不如拥抱，这样才能真正地使自己走出来。每个人的心中，可能都有一段不堪的经历，只有勇敢地面对它，真正地把它释放出来，才能在以后的生活中一直向前看。假如生活欺骗了你，一定要笑着熬过去。撑过去，这件事就成了过去。

青春期的蜕变——生理期狂躁症的治疗

找我看过病的人都知道，我看病的风格就是除了为病人通过辨证给予准确治疗，分析病人所患疾病的根源之外，还会顾及不同病人的心理问题。

青年人朝气蓬勃，处于身体成长发育的阶段，好像早晨八九点钟的太阳，每个青少年都被家长寄予厚望，可是我在行医的过程中，见到越来越多的青少年出现各种心理问题。

首先是一些正值青春期的女孩子，在月经初潮的时期或月经周期中，由于经血瘀滞，热结膀胱，出现狂躁的精神症状。

我经手治疗的一位这类病证的青春期女孩，在两年前的一天清晨，突然一觉醒来便开始胡言乱语，性情狂躁，精神失常，家长见状便急忙送往医院进行治疗，可是各大医院都看遍了，病情丝毫没有起色。这样断断续续地治疗了两年时间，病情一直没有什么变化，精神一直处于不稳定的状态，时而胡言乱语，时而狂躁多言，有时候还整夜不睡。每次病人症状严重发作的时候家里就会被搞得鸡犬不宁，家长已是身心俱疲，孩子的学业也无法正常进行。

后来家长经多方打听，找到我这里，当时来的时候正值盛夏，中午没人的时候，小病人由家长和一位亲属带过来，一进门小病人可能是意识到又要给自己看病，情绪瞬间就不受控制了，整个人的状态就是歇斯底里，又吵又闹又哭，随行的妈妈也很无奈。看到孩子这种状态，我让家长把孩子安抚一下，稍等片刻后，我跟孩子说："坐到诊桌旁边的椅子上，我给你摸摸脉，摸脉一点都不疼的。"结果她反应异常激烈，嗖地一下钻到门后面躲了起来，看到这我明白孩子治疗了这么长时间肯定心里已经有阴影了，现在对任何治疗方式都是抗拒的，已经是惊弓之鸟了。

我看孩子这种狂躁的状态一点都不配合，于是便转换了一下策略，绝口不提摸脉开药的事，转而开始跟家长分析孩子的状况。我分析孩子体质为太阴人，从体质的角度来看，孩子这种体质营养状况好，耳聪目明，情感丰富，情绪饱满，如果体质的正能量发挥好了，孩子聪明伶俐，思维敏捷，在艺术方面特别有天赋，如果对什么感兴趣，能钻进去也是能有一番成绩的。家长听到此处急切地说道："我家这个孩子从小就比别的孩子聪明懂事，小时候喜欢画画，特别有创意，而且和周围的人处事总是想得比较周全，和人交流也是伶牙俐齿的。"听家长这样说，我就更坚定地说："她目前的这种状态很大程度上是其多思多虑的情志因素导致的。情绪一旦排解不好，或者生活中经历了什么波折，或是学校中有了什么问题，就容易产生心理问题，在感情上郁结住，身体虚火上扰，从而出现情志类疾病。"

除了情绪方面的问题，还有一个方面的问题就是饮食习惯。这类体质的孩子食欲比较旺盛，但却排泄不畅，容易便秘肠干，而且现在的孩子营养大多过剩，孩子偏爱一些辛辣香燥、助湿生痰的食物，久而久之身体阴伤食积生热。经过这一番分析，家长也明白了孩子体质的身体问题和性格心理方面存在的隐患，也就知道孩子为什么得这类病。这种"其人如狂"的病证，除了上述两种常见的原因以外，还有一个原因就是孩子正值青春期，尤其是有的女孩子在月经初潮的阶段，月经不畅，经血瘀结化热，热结膀胱就容易出现狂躁、寝食难安的现象。这样的病证脉象滑实有力，两寸滑大过鱼际。经过这样一分析，孩子的家长晃然大悟，频频点头表示认同，连忙说孩子初次得病的时候确实是在初次月经时。

听了我这番细致的分析之后，病人的情绪也和缓了许多，对我的抵触情绪也慢慢放下了，还自己开口说道上学的时候和同学关系特别好，自己特别喜欢画画。我趁机跟孩子说："那让伯伯看看你的手适不适合画画呢？"然后病人听话地把手伸出来，我把手搭在她的脉搏上，感觉她手冰凉，脉象弦、滑数，于是开方涤痰汤合桃核承气汤加味七剂治疗。

一周后，病人来复诊的时候，家长反映孩子情绪稳定一些，只是不和家人交流，而且晚上睡眠也不太好。我安慰家长这种病不能着急，孩子的身体痰浊壅盛，而且心理问题严重，得慢慢疏导。于是我接着开药涤痰汤合桃核承气汤加味七剂。

在第二个疗程的药喝了两天以后，病人家长专程赶来兴奋地向我们反馈孩子服药后的变化：早上孩子睡醒了之后，非常平静，不像之前一睁眼就不安地狂躁折腾，妈妈摸着孩子的手脚热乎乎的，没有了之前的冰冷状态，问她想吃什么饭，她也能和人正常交流沟通了，一切都恢复正常了，孩子跟没得病的时候一样，好像有一种如梦方醒的感觉。听家长这样说，我就解释道，孩子的手脚为什么冰凉，这就好比是家里的土暖气，暖气管冰凉，而炉子热得滚烫，那是管道循环不畅，有的人却意识不到这个问题，还一个劲地去添柴火，使得炉子更加火热。人也是这样，手脚凉了就要把身体内部的热量疏散开来，人的狂热也就平静下来了。

在随后的治疗过程中，孩子身体和精神状况已经很稳定了，并且已经重返校园，又能像以前一样朝气蓬勃地投入到学习中去了，也能够积极地学一些自己感兴趣的课外特长。孩子家长也感叹，真没有想到连心理医院都觉得棘手的问题，喝了几个疗程的中药就有这么好的疗效，早知道也不至于两年以来走了这么多的弯路。

我在行医的过程中，经常见到这样的女性，在月经的初潮期或者月经周期中，处在这种身体特殊时期导致的精神类疾病。像这个女孩就是因为自身吸收能力强，但排泄不畅，而且情感丰富，情绪波动比较大，再加上正处于青春期，血热初结，热势重而且急，所以就导致身体出现了精神症状。其人如狂，这是因为血分瘀热循经上扰心神，使心主神志的功能失调造成的，所以在治疗上用桃核承气汤合涤痰汤，以泻热为主，兼以化瘀，加桂枝开结散气，治疗效果明显。

这类女性病人，由于处于特殊的生长发育阶段，导致出现的性情狂躁、激动不安、紧张焦虑、忧郁伤心等不良的心理情绪，用药物化解开身体的瘀阻，再辅以适当的心理疏导，治疗效果很好。

你看懂了我的病——青春期性心理疾病的治疗

关于青春期的身心问题，在我接诊的病人中，还有这样一群特殊的青年男性病人，他们本来正值朝气蓬勃的年龄，作为年轻男性应该是身上充满着阳刚之气，散发着生机勃勃的气息，可是这个年龄段的孩子，由于对两性之间的问题充满了好奇，自己抑制不住身体产生的性冲动，频繁地手淫，这样的不良嗜好持续发生以后，身体就会状况频出，来就诊的时候更是一副疲惫不堪的状态，整个人看起来萎靡不振。他们的主诉症状很多，心情也跌到低谷，甚至是痛不欲生。他们每天睁开眼就会想到如何解决现在身体出现的种种问题，他们的心里充满了负罪感，欲哭无泪，渴望救助。

关于一些青年男性的这类身心问题，我几乎每天都会遇到。他们的身体由于受到外界环境污秽东西的影响，或者由于自己不良嗜好导致的伤精问题，我通过望诊就能够一眼判断其身体状况。作为一名中医，针对这类男青年，我不仅要医治他们的身体，更要纠正他们的心理状态。

接近年底了，以前在我这里接受治疗的一位男孩子过来拜访的时候还带来了喜帖。我打开一看，小伙子婚期将近，看得出来，小伙子满脸洋溢着幸福快乐的神情，无论是走路还是在我身边站立的几分钟，我都能真切地感受到小伙子现在身体是轻快有力的，心态也是阳光平和的，性格也比原来开朗许多。

我们暂且称这位病人为李某吧，他正值三十而立的年纪，在别人看来他事业稳定，供职于某国家机关，职位人人向往，可是一直以来，严重的心理问题困扰着他，让他多年来一直惧怕交女朋友。每当父母和他谈论婚娶的事的时候，他都像个易燃易爆品一样。

李某每次就诊之前总是要和我在网上先预约，专挑中午没人的时候。初次到访时，他好像心里存着巨大的秘密一样，说话都是悄声细语的，而且我能感觉到，他在说话的时候心情也是压抑的。我明白这又是一位久治不愈的失精病人，于是不等病人多言，我给他摸完脉后，并没有急着给他开方处药，而是先给他分析了一下他的脉象。我说："你的脉弦细、弦紧，尺脉沉，对应你的身体和心情都是一种紧张不适的状况，而且心情郁结。所以身体的症状比较多，头晕健忘、耳鸣眼涩、腰腿酸沉、浑身疲劳、没有食欲，平常还容易恶心上逆，总之浑身上下没有一处舒服的地方，还心悸心烦、失眠焦虑、情绪低落等，心理问题也比较明显。"听我这样说，他就问我自己的身体状况是不是特别糟糕，我本想承认他的问题比较严重，但转念一想，一个病人，千里迢迢地找过来，对治愈自己的疾病充满了希望，我不能随便就去定义他疾病的严重程度，如果我说他的身体现在已经被消耗得很厉害了，那病人就会觉得治愈无望了，尤其是这类疾病，医生不假思索地说的一句话可能会对他产生深远的影响。这就不是治病救人，而是害人了。

于是我认真地看着他，并笃定地告诉他："你的病并没有你想象的那么严重，开诚布公地说，每个处于青春期的男孩子，都或多或少地存在这样的问题，年轻的时候都不懂，但又特别好奇。一帮血气方刚的男孩子们在一起，探讨的最多的问题就是性的问题。有很多这样的男生在青少年时期就开始频繁地自慰，并且越陷越深，刚开始可能觉得过瘾，但时间长了就会出现各种问题，有的任由自己堕落，身体被消耗，有的心里背负着极深的罪恶感，身心都被摧残着。"

李某当时听我这样说，很赞同地点点头，低垂着头说："我的身体之所以出现这么多的症状，就是因为年轻的时候不懂事，深陷于您刚才说的那些不良习惯之中。现在的确感觉到身体的症状很多，而且心理也存在严重的问题。"观察到李某欲言又止，又想把更多的问题讲述给我的时候，我抬手示意他不用多说："我明白你的问题，通过你的脉象我就能够准确把握你现在的身心状况，通过望诊判断你的体质，就知道你生病的根源。我先给你分析你的体质和得病的原因，有什么疑问等分析完之后你再提出来。你的长相特点剑眉浓厚，两眼炯炯有神，面额饱满，这种体质性格特点就是多思、多虑，对周围的人和事都有敏感的触角，对什么事都想得特别周全。同时你的毛发旺盛，身体的线条明朗，五官棱角分明，说明你是一个有责任、有担当、追求完美的人，做什么事情都争强好胜。而缺点则是性格急躁、容易发火，由于思虑过多，遇事就容易胡思乱想，太容易较真，缺乏柔和性，而且太在乎，对自己身体的过度关注就会无端衍生出好多问题。当你的身体由于不良嗜好出现症状时，过于关注和较真，在网络上逐条查询自己身体的某些症状，这无形中会增加自己心理的压力和烦恼，又会加重自己的病情。"

李某听得兴趣盎然，而且脸上露出了笑容，说："这么多年来，我还在上学的时候就特别担心自己的身体问题，总是担心成家以后不能行夫妻之事，而且有了遗精现象之后，就更加怀疑自己还能不能成为一个合格的男人。这么多年来，我无时无刻不渴望重振阳刚之气，可是身体就是不争气啊。"

然后我又接着给他分析说："你的病从我们中医角度来看，就是情志病，心理问题严重导致身体出现症状，而身体症状又会影响心理，两者相互刺激，然后你整个人的状态就混乱了。你的意识总是给自己暗示身体哪块有病，身体又特别敏感，就会觉得身体那块是真的不舒服。你真正要做到的是让自己的心情放松下来，然后身体才会放松，那样你的身心恢复平静状态，病情自然就能得到缓解。你要知道，人的意念力是强大的，是能够主导身体的。"

李某听到这儿，对我的分析表示十分赞同，说自己的性格就是这样，性情中人，特别容易受情绪影响，他也不想活得这么累，但就是控制不了自己的情绪。这时候，我们之间的谈话气氛就已经活跃多了，我的分析得到了他的认可，这对他疾病的治愈是有很大帮助的。我告诉他："给你分析了这么多，无非是让你树立信心和强大的心理理念，如果出现了负面情绪，要学会适时地消除。"为了进一步地给他讲述心理情绪的重要性，我还风趣地用《西游记》里的人物做了形象比喻："悟空一马当先，得罪人，用情绪控制人生；八戒嘻嘻哈哈，不得罪人，用性格控制人生；沙僧闷头不语，任劳任怨，用沉稳来控制人生。我们要善于把控自己的情绪，学会要做情绪的主人，而不能沦为情绪的奴隶。"

李某听了我这一番分析和讲解，激动得连连点头，坚定地跟我说："我明白您的意思了，您讲的这些是我以前从未想到的，而且您是我遇到的第一个能把身体和心理问题分析得这么透彻的中医大夫。您完全从一个全新的视角分析了我的体质、我的疾病，我觉得特别震撼，长途跋涉过来也是值得的。"

然后李某清了清嗓子，好像调整了一下情绪，跟我说："我这么多年的求医经历，主要是通过上网查询自己身体的一些症状应该怎么办，或者是去医院就诊，跟大夫的主诉就是阳痿早泄，治疗也是千篇一律地补肾壮阳，可是补肾的药物服用了一堆，疗效却没有看到。此外，年纪轻轻的就浑身乏力、失眠健忘，而且工作的时候没有精神，思维缓慢、反应迟钝、记忆力减退、精力衰退，性情也变得焦虑不安，每天都是一副情绪落寞、郁郁寡欢的样子，对周围的一切漠然置之，凡事都没有兴趣，严重的时候甚至无法正常工作生活。在这样的状态下，体重也在逐渐减轻。"

"意识到自己逐渐消瘦的时候，我便开始频繁往医院跑。每次去医院都是该检查的项目一项不落，尤其是男科方面，前列腺、睾丸检查，泌尿系统检查，当我把检查结果拿到手里的时候，不知道是该哭还是该笑，因为所有的这些检查项目都标明未见明显异常，但我的身体不会说谎，身体各种症状无时无刻不在折磨着我。我平常尿频尿急，小腹和睾丸不适，排尿的时候就会经常感觉到尿道口不适，而且排尿后下腹会阴部不适，甚至下腹用力仍然感觉不能顺畅排尿，除此之外还有阴囊潮湿。"

说了这么多自己的治疗经历，李某接着从包里拿出来一沓医院的检查结果单给我看。我跟他说："你的检查结果显示没有问题，为什么还要留着这些检查结果反复琢磨呢？我们中医看病看的就是你生病的人，医院的检查结果只是做一个参考，治疗的时候是要看人的整体，依据你的脉象来用药的。"

然后我又告诉他："在我们周围，大部分人一辈子忙忙碌碌都是在追逐物质生活的丰富，有一小部分人已经超越了对物质的追求和贪恋，而是希望实现自我价值，把自己的潜能发挥出来，能够有所建树，但他们还是有烦恼。真正的智者是生活的解脱，任何时候都是快乐无忧的，我们要学会享受生活，而你却在感受疾病。你应该从这些念头中解脱出来，学会感受生活，学会发现身边美好的事物。"

这些话也深深地感染了李某，他一边听一边点头称是。于是我给他开方用药，在写方的空隙我告诉李某，我对这类体质所得的身心疾病归纳了几个使人快乐轻松的方子，比如柴胡加龙骨牡蛎汤合温胆汤，方子药味简单却立竿见影。拿完药后，李某起身与我道别，对我说："听了您对我的心理分析和体质分析，让我突然间萌生了重新审视自我的念头。这么多年来，从来没有这么酣畅淋漓的感觉，谢谢您的这一番苦口婆心的心理疏导。"

李某驱车离开，踏上归途反复道别时，我明显感觉到他和来时的心情已经不一样了，心中也不再是那般晦暗，紧缩的眉头也舒展了许多，脸上也有了明朗的笑容，满心欢喜、充满治愈的希望。

他回到工作地的第二天，在网上给我留言说："李大夫，您真的看懂了我的病，您让我明白了自己的身体、自己的性格、自己的优点以及缺点，我要做的是和自己握手言和，从自己不良情绪中走出来。"

一个星期后，李某复诊的时候，向我反馈头晕紧张的症状都有所缓解，虽然偶尔还会心悸，莫名地心慌烦躁，但心里没有了以前那种惴惴不安、昏暗消沉的感觉。在后续的治疗中，由于李某身在异地工作，所以我就通过网络问诊并邮寄药物，每次复诊的时候，他都积极地向我反馈服药后身体和心理的变化。在服用三个疗程药物后，李某身体的各种症状已经消失了，内心也变得越来越平静。在这期间，他自己悟出了一个道理，要想让身体彻底地痊愈，仅仅从身体或心理单方面治疗是无法做到的，必须两者结合治疗，让自己外在和内在达到一种平衡，使整个人的身心得到完整的梳理。听他这样说，我知道他已经慢慢从疾病的阴影中走出来了。后来他跟我反馈说，自己有了非常要好的女朋友，对现在的工作和生活都充满希望。

淫邪伤精的问题，是当今青少年面临的一个大问题，有的男孩子年纪轻轻任由自己堕落，结果越陷越深，身心备受摧残，很多人都因为不良习惯的问题经受着身体和心理的煎熬。

有的病人觉得自己男性功能不行，心理压力大，觉得婚后不能有正常的性生活，就抗拒结婚。有的病人在婚后，由于性知识的缺乏，造成不满意的性生活，就开始胡思乱想，到处寻医问药，陷入疾病不能自拔。有的男孩子找我治疗的时候，竟然声泪俱下地述说觉得自己的生殖器太小，有的男孩子觉得自己的睾丸大小不一，还有的男孩子把正常睾丸上的附睾误认为是肿瘤，反复到医院检查，产生严重的心理压力。甚至有的青年男子因为自己臆想的这些问题消沉而无法自拔选择了极端的方式。

我治疗过很多这样的独生子女，由于家长过度地溺爱，导致自己无法承受身体的任何一点问题，又由于性知识缺乏，出现一些性的问题又无法和别人正常沟通，久而久之就会衍生出各种心理问题，严重影响了正常的生活和工作。尤其是现在一些网络自媒体和广播电台总是无限夸大男人前列腺和性功能的问题，好多人会把身体的不适对号入座，无形中又加重了人的心理负担。

这类问题应该引起家长的反思和社会的关注，是不是一直以来我们的思想工作和关于性的教育工作做得不到位，才使得正值花季的少年身心出现了如此严重的问题。

天生我材必有用——高考落榜青年的心理问题

行医多年来，遇到的青少年身心疾病的病人越来越多，所表现出的各类心理问题也越来越明显。我想，很多年轻人出现这类问题大概是因为生活没有目标，事业上没有追求，对自己的未来一片迷茫又看不到方向，日复一日的消积心态衍生了焦虑、抑郁的心理问题。

多年以前，我的一个同学家的孩子，学习成绩不突出，高考落榜，此后很长一段时间内一直在家，意志消沉，整日闷闷不乐，心情抑郁火气大，因为一点小事就懊恼烦躁不已，并且身体各种不适的症状很多，起初是浑身酸痛，经常恶心，总是自我感觉尿频尿急、排尿不畅等，于是家长便带他到医院检查，当时诊断为前列腺炎。小小年纪得了前列腺疾病，在医院输液治疗很长时间也不见好转，这可把家长愁坏了，不知如何是好。后来家长带孩子过来就诊，孩子当时自诉身体不适的症状遍布全身，全身酸痛、失眠多梦，心悸心烦，感觉乏力虚弱，有时候还会恶心呕吐、大便干结、头痛，排尿时灼痛，尿急、尿频，严重时可出现排尿不畅。当时我摸脉发现脉弦细，左关脉弦细更明显，于是我对孩子说："你说的这些身体的症状虽然比较多，但最根本的问题是你情绪的问题，心理抑郁、焦虑严重，如果不解决你心理的问题，单纯的药物是很难彻底改变你身体的这些症状的。你高考虽然落榜了，但这也并不影响你继续复读明年再考，或者重新制订目标谋求新的出路啊。"并且我从体质角度分析孩子为什么会有这些身体和心理的问题，孩子的体质属于太阴人半夏体质，半夏体质的性格特点就是多思虑，凡事要求完美，遇到事自己排解不开，就容易出现各种身心问题。

在一旁等候的家长这时候说道："孩子高考以后，觉得上大学也不一定是一条非走不可的路，一直向我们要求给他买台电脑，孩子喜欢研究电脑，想以后上电脑职业学校，从事这方面的工作，但我们不确定这条路是不是可行，所以一直没同意给孩子买电脑。"

我知道孩子得病的症结在哪儿了，于是对其家长说："现在是互联网时代，应该换一种思路，孩子读大学接受高等教育固然很好，但学一些特长技能为以后的从业做准备也未尝不可，把读大学的这些时间转化为学习技能和积累工作经验时间，有一技之长，说不定比那些大学毕业后再出来找工作的还要有优势。换一个角度看待问题，就会另有一番天地。"然后我给孩子开方柴芩温胆汤合黄连栀子豉汤加味，疏肝解郁，清热除烦，再结合适当的心理疏导，将会起到很好的治疗效果。

一个星期后来复诊，孩子心烦失眠、尿急尿频的症状都有了明显的好转。我根据病证加减接着开了两个星期的中药，上述症状基本消失。家长也积极配合治疗，尊重孩子的意见置办了电脑，孩子就读了一所电脑职业学校。后来我再遇到孩子和家长的时候，问孩子现在的身体怎么样，心理压力是否还那么大，家长笑呵呵地说，孩子实现了自己的想法，再也没说过身体有什么不舒服，每天研究电脑，充满好奇，学习课程也很努力且投入，变得积极乐观，充满正能量。

痛并快乐着——女性产后抑郁的治疗

几乎每个女孩子都要经历恋爱、结婚、生育这些重要的人生阶段，然后以孩子的出生为分界线，开始领略不同的人生。有些女性在孕育下一代的过程中，因照顾孩子的同时，还要处理各种琐碎的事情而烦恼痛苦。我在接诊的过程中，总会遇到这类产后的妇女，她们不只是身体不适，心理上也有不同程度的抑郁和焦虑，尤其是浑身疼痛，伴有产后风的病人，她们的身心问题更加明显。我在治疗这类病人时，药物治疗配合语言疏导，力求让病人身心同治，也让病人理解养育孩子并不是一件备受煎熬的事，而是人生中最值得和最幸福的事情。

有一位病人，以前因为婚后不孕在我这里治疗一段时间后成功怀孕，后来因为产后身体和心理出现了诸多的问题来就诊。

这位病人落座后，一脸疲倦貌，无精打采的，整个人就是一种身心俱疲的样子，丝毫没有喜添贵子的喜悦。病人刚要开口讲述自己近来身体的各种不适，我就示意她先不要讲话，待我号完脉，分析完病情之后，有什么疑问或者想说的问题再进行交流。

根据病人脉象，我进行了以下分析：病人脉象浮弦虚大，所以就是浑身酸疼，尤其是关节酸疼，骨头缝好像冒凉气似的，后背发冷，头晕，身体不能着风，这是因为表证常携带，外有风气里又不通，身体的郁热出不来，心情也会烦躁、焦虑，出现情绪方面的各种问题。治疗方法就是解表通里、和解少阳。缓解身体不适的同时也要进行心理疏导，我开导病人说："生完孩子，原来的生活轨迹一下子被打乱，自己的身心难免调节不过来，但适应了就好了，谁都是这样过来的。"病人听到这些话，控制不住自己的情绪，泪水决堤而出，但又觉得很难为情，背过身去抹着眼泪说："照顾两个孩子实在是太累了，每天半夜浑身酸疼地挣扎着爬起来，给孩子换尿布、喂奶，困得都拿不住奶瓶，身边一个可以搭把手的人都没有，心里恨不得把累人的孩子给扔掉。"

"我虽然年纪还不算大，但已经是两个孩子的妈妈了，大的刚上幼儿园，小的还是襁褓中的婴儿，在别人看来我家儿女双全，但其中的辛苦只有我能够体会。都说'不养儿不知父母恩'，到自己当了母亲以后，对这句话才真正地理解。婆婆因为年纪渐长，且身体不是很好，所以照顾两个孩子的重任就落到了我一个人肩上。本来我也没对别人报太大的期望，觉得孩子是自己的，照顾他们是我的责任和义务，可是说起来容易做起来难。爱人由于工作原因不会每天都在家，大的孩子每天上幼儿园需要接送，小的一天到晚也离不开人，所以我一个人每天都忙得不可开交。"

然后病人又接着说："李大夫刚才说的症状我都存在，浑身酸疼，躺下后都不能正常翻身，身上的关节总是酸疼，即使躺着不干什么也觉得疲乏酸沉，而且总感觉后背发冷，骨头缝好像冒凉气似的，身体也不能着风，从外面回到家后就会觉得头晕、怕冷。除了这些身体的症状，脾气也变得特别烦躁，总有一股莫名的火想发出来。有时候因为孩子又拉又尿搞得一团糟的时候，我的情绪一下子处于绝望状态，一次次反问自己为什么要生二胎，让自己的生活一团糟。家里也因为没有时间收拾而一片狼藉。除此之外，我每天休息不好，勉强睡一会儿也是多梦。这样的病态持续了一段时间后，我的脸色明显黄暗，而且脱发严重。"病人一边说还一边抹着眼泪，不停地叹气。

我看病人情绪不稳定，便开始开导她说："你身体的病痛就是因为月子没坐好或者产后劳累过度造成的，这些症状用药物治疗很快就能得到缓解，但心理的问题除了我开导你以外，你自己注意调节也是很重要的。生孩子和哺育孩子是每个女人都要经过的阶段，孩子是自己的，照顾他们是家长的责任和义务，不能只是一味地依靠老人帮忙，毕竟老人年纪大了，而且身体也不是很好。现在的条件已经很好了，洗衣做饭全是自动化，不会占用太多时间，只要协调好每件事的节奏，带孩子完全是件很幸福的事情。可惜的是，现在有些人把最应该享受的幸福之事当成了痛苦。"

然后我又分析了病人为什么会出现这么多症状，就是由于病人属于桂枝体质。从外形上看她体形偏瘦，身体单薄，生性爱美，生孩子以前穿着比较单薄，即使冬天也会不假思索地吃冷饮，而且皮肤薄白，这就很容易使身体着凉受风。除了身体的特点，桂枝体质的人性格方面还会有心胸狭窄、性情浮躁、遇事爱钻牛角尖等特点。所以这类体质得产后病的同时最容易伴有各种心理问题，容易沉浸在自己的病情中无法自拔。这种体质的人身体和心理特别敏感，怕热怕冷又怕风。女性生完孩子以后，承担着妻子、女儿和母亲的多重角色，如果还要顾及事业发展，每天肯定特别忙碌。但忙碌也是很充实的，就是人们经常说的"痛并快乐着"。

陪同病人就诊的家属听着我对这类疾病的分析，表示很认同，说无论是身体的症状还是体质的分析，以及性格特点的描述，都与病人特别吻合。于是我开方桂枝芍药知母汤合黄芪桂枝五物汤合麻黄附子细辛汤。一周后病人复诊，陪同的家属特别激动地对我说："经过你的治疗，她无论是身体还是心情都有了明显的改善。现在这样的身心疾病的病人真是太多了，李大夫一定要加大对这类疾病的研究。家里只要有一个人有这类疾病，全家人的心情都会变得压抑。"

治疗这类身心疾病时，要先明确疾病的根源，真正地做到身心同治，才能够彻底治愈病人。我在治疗这类产后抑郁症的病人时，最常用的方子就是麻黄附子细辛汤。很多的产后病病人心情抑郁，浑身疲惫不堪，愁容满面，方中麻黄、附子能够通脉止痛，振奋人体功能，使人变得有精神，随着病人身体的各种不适症状好转，心理问题也就能随之缓解。

产妇如果失血过多，虚损较大，筋脉关节失于濡养，耗损精血，不荣则痛，治疗以黄芪桂枝五物汤合当归补血汤合玉屏风散为主，能够养血益气，扶正祛邪，兼以祛风、散寒、化湿、补肾，温经通络。方中黄芪益气固表，白芍补血通脉、缓急止痛，当归、人参补益气血并活血，桂枝温经通络、散寒祛邪，生姜、大枣调和营卫、顾护脾胃。

有的病人关节肌肉疼痛比较严重，浑身发冷，心情烦躁，面目浮肿，这是外有风寒、内有郁热、筋脉失养所致，用桂枝芍药知母汤治疗，以解肌合营、通阳行痹、祛风除湿。

牙疼不是病——中年阳虚导致的抑郁状态

我们村有一位三十多岁的女村民，最近一年多的时间里总是躲在家里，很少出来见人，有时候在街上碰见熟人都躲躲闪闪，刻意不与人打招呼，勉强与人交谈时，说不了几句话就突然无缘无故地悲从中来，怆然泪下，身边亲友也都不知道什么缘故导致她出现这样的问题。病人经他人推荐来就诊时，诉说近年来一直牙疼，剧烈的牙疼导致自己做什么事情都没心思，睡不好、食不下，每天被牙疼折磨得异常的痛苦。她看了很多牙医，吃了各种消炎、清热、祛火的药却丝毫看不到效果，牙疼反而越来越严重。时间长了导致她自己的心情很不好，每天睁开眼睛就是牙疼，一牙疼就心情不好，心情不好就在家卧床不起，可是越在家窝着心情越不好，心情越不好又会加重身体不舒服的症状。出门看着别人都在健康快乐地生活，想到小小的牙疼折磨得自己身心俱疲，心情就更加悲凉。就这样身体和心情互相刺激和影响，长年以来都出不了这个怪圈，她自己也不知如何是好了。

我看病人精神萎靡，无精打采，情绪抑郁，说话有气无力，脉象沉细无力，舌淡苔白。病人主诉牙疼，不红不肿，已经一年多了，浑身乏力发冷，精神差，嗜睡，食欲不好，大便溏稀，这都是脾肾阳虚、虚阳上炎之征象。于是我处方附子理中汤加味，并且告诉病人，刚开始服药的过程中牙疼还有可能会加重，如果疼得受不了，药物可以减量或者停一顿。一周后病人来复诊的时候，还没进门就面带微笑隔着玻璃窗和我打招呼，一进门就眉开眼笑地说："按李大夫说的，服药两天后，牙疼果然急剧加重，半边脸的牙床和脸都肿得很厉害。但是为了好得更快一点，即使牙疼加重我也依然坚持服药。在后来的几天里，牙疼的症状越来越轻了，到第五天已经不疼了。"

我跟她解释说："你牙疼多年，别的大夫都以身体火热为病因，治疗时过用寒凉药物，导致脉象沉细，身体虚寒，我用附子理中汤治疗，改善身体这种虚寒的状态。其中附子、干姜补虚温阳，温中散寒，这两味看似不是专门治疗牙疼的药物，却起到了治疗牙疼的作用，因为我知道身体为什么会出现这样的症状，从而从根源用药治疗。中医治病讲究见病知源，而不是单纯地盯着病证。"

很多阳虚的病人，包括虚火上炎的病人不仅有上火的症状，还会心神失养，引起更多的心神疾病。《黄帝内经》指出"阳主动"，肾阳为一身阳气之根、动力之源，而抑郁症以抑制、淡漠等功能低下、"不动"的表现为主，提示其发病与肾阳亏虚密切相关。肾阳不足，不能振奋精神，则表现为情绪低迷、精力减退、嗜睡无度、懒散恶动，自觉无助、无望、无能，甚至厌世自杀等。肾藏精主髓，脑为髓海，主司思想、意识、运动、感觉等功能。若肾阳不足，不能化生肾精以充养脑髓，则脑失所养，神识失常，则可表现为记忆力减退、认知迟钝、感觉异常以及强迫行为等。肾阳主温煦蒸腾，肾阳不足，不能蒸腾肾水上制心火，使心火不能下降反炎于上并扰乱心神，从而出现思绪不宁、烦躁易怒、失眠多梦，甚至忽然狂躁不安等亢进症状。肾为肝之母，肾阳不足，不能鼓动肝气升发，疏泄失司，而致气机郁结，加重情志抑郁，使诸症更加显著。这些表现正符合抑郁症的临床诊断标准，也能合理解释临床上并非所有肝气郁结者都是抑郁症病人，若病人无肾阳虚的病机本质，独有肝气郁结，常表现为情绪低落，也称为抑郁状态，但并不一定发展为抑郁症。

在接诊时，我经常遇到由于阳虚导致的抑郁状态或抑郁症病人，治疗时用温阳的药物改善身体阳虚、精神不振的症状，如用四逆汤、附子理中汤、肾气汤等，从根本上改变意志消沉、意欲低下等病症，效果明显。

两张常用的方子——肝着汤与胃苏饮

三十多年以前，在我刚开始行医的时候，我的一个亲戚突然得了很罕见的疾病，他当时正值壮年，一夜之间好像疯了一般，一直叫嚷着胸部憋闷，伴剧烈气喘，不停地用双手捶打自己的胸部，去医院检查也没发现心脏有病变。他找到我时我一摸脉脉象疾促，脉率快而不稳，状态近乎魔怔，说自己得病以来每天晚上几乎睡不着觉，胸口憋闷得想撞墙，有时咽喉还会有堵塞感，目胀，烦躁易怒，在家骂人、乱摔东西。当时我刚接班开业不久，并未见过这样的病人，自觉心里没底，试着开了几剂中药后，病人的胸闷狂躁依然没有明显改善。病人又到省城医院检查身体各器官，也没有发现器质性病变，就又在我们当地遍寻中医治疗，但一直多方求医未果，每天发病的时候捶胸顿足，声嘶力竭地喊叫着胸口憋闷。

后来家属托人找到北京一个当领导的亲戚，请他辗转找到当时的一位名医费开扬。作为当时中国中医研究院的教授，费开扬当年担任中国中医研究院广安门医院的院长。这位病人由人领着找到了费开扬的办公室，刚要开口讲述自己的病情，费老抬手示意病人请勿多言，摸脉沉思片刻后，处方就在笔下挥洒写出，然后费老告诉病人照方吃药三天后病情就会改善，再接着喝四天便会痊愈。费老简单地说了这么几句话，语气坚定，让人坚信不移。病人及家属千恩万谢揣着处方回到家后，拿着处方到我诊所抓药。我一看药方很简单，配伍确实相当精妙。但碍于那个年代物资贫乏，药材也很稀缺，方中的一味药绿萼梅因没有药商供应便没有用。病人服药一天就明显好转，三天各种症状基本消失了，按照费老叮嘱的，服药七天痊愈，至今二十多年没有复发。我对这个案例至今记忆犹新，并也由衷感叹真正的中医大家果然是名不虚传。

当年的这张处方我看了一眼便用心记住，认真抄下来之后便妥善保存，以后每遇到类似的病人我便以这张方为基础随症加减，总能起到很好的疗效。随着多年的学习，我才知道费老的这张方是以肝着汤（旋覆花汤）为基础，然后加了数味轻清宣泄的药物。方中药物轻灵，数味花草，用于治疗狂躁、心烦易怒、胸部胀满痞闷、气息不畅、骂人毁物、脉象急促、参伍不调。处方原方为：旋覆花 9 g（包煎），石菖蒲 10 g，佩兰 10 g，枳壳 10 g，郁金 10 g，红花 10 g，路路通 10 g，白蒺藜 10 g，紫苏梗 10 g，合欢皮 12 g，绿萼梅 5 g，炒谷芽 15 g，佛手 10 g。临床中对于这类病人随症加减，疗效显著。

后来在学习各家名医的著作时，我又接触到董建华的胃苏饮，其方中包括苏梗、香附、陈皮、香橼皮、佛手、枳壳、大腹皮等药，和费老的这张方有异曲同工之妙，胃苏饮用于气滞型胃胀、胃痛、胃痞等病，发病时胃脘部胀痛，时轻时重，嗳气、泛酸，或恶心、呕吐、大便不畅等，而且除了这些肠胃不适的症状以外，还存在情志方面的症状，病人多情志不遂，或心烦抑郁，或烦躁不安，或心理压力巨大，总是怀疑自己得了重病而整日愁容满面。治疗这类胃气壅滞、肝气不舒引起的肝胃不和、心情烦躁，疏肝和胃总能达到出人意料的效果。人们耳熟能详的"胃苏颗粒"的配方就来源于董建华的胃苏饮。

人的心理出现问题会给身体带来很多不适的症状，反过来如果身体有什么不舒服的症状又会影响心理，两者相互影响，互相刺激。治疗这类疾病，我运用最频繁的就是这两张方子，但两者侧重点不同。肝着汤的作用病位偏于胸胁部，着眼于心理疾病引起的身体不适，情绪改善后，身体的症状也会随之缓解；而胃苏饮的作用病位偏于腹部，治疗以肠胃不适引起的焦虑心理和强迫心理。

我的一个朋友，平素体质良好，不易生病，有一年由于肠胃不适便去医院检查，并未发现任何器质性病变。但他属于多思、多疑、多虑的太阴体质，成天琢磨自己的病情，身体有任何轻微的不适就如惊弓之鸟，总是怀疑自己得了不治之症，频繁让家人陪同去医院检查，但又没有检查出任何问题，他便开始浮想联翩，怀疑自己身患绝症，怀疑所有人都在瞒着自己。他每每出现腹满胀气就会特别紧张，心想着自己得了恶性病将不久于人世，甚至还把在外工作的子女叫回来，当面立遗嘱。

后来家人带他找我治疗，我从体质的角度给病人仔细地分析了病情。我首先明确了他的体质属于太阴人半夏体质，这种体质的人性格特别敏感，身体有一丁点儿不舒服的症状也会被扩大化，心理上也暗示自己得了重病；其次他情绪悲观、抑郁焦虑，这些心理问题又会使身心充满负能量，加重身体不适的症状。于是我处方胃苏饮，以改善病人肠胃不适的症状。待病人的身体症状逐渐消失，焦虑和紧张的心理问题也随之缓解。反过来心情开阔了，身体也会越来越舒适。身体和心理逐渐充满了正能量，整个身心状态自然会越来越好。

还有一类病人，本身体质很好，可是由于一些不适的症状便心情紧张，心情一紧张，导致本来不重的病情越来越严重。就这样身体和心理相互刺激，心理上沉溺于自己的病情，直接影响各脏腑的功能，造成各脏腑功能失调，身体疾病反过来又影响心情，最后导致身心俱疲，整个人充满了负能量，身体也开始走下坡路。治疗这类由于心情烦躁引起的身体胸腹部尤其是心胸部各种不舒服的症状，如心悸、胸闷，我经常用到费老的肝着汤。我把原方中的药物进行了变通：将炒谷芽改为麦芽，取其生发之意；将绿萼梅改为陈皮，疗效同样是解郁理气。我将此方命名为解郁肝着汤，运用得得心应手。

无论是身心疾病还是心身疾病，我们都要认真观察辨别引起疾病的根本原因，见病知源，辨证论治，做到身心同治，以扭转疾病的趋势。

与自己和解——更年期综合征的治疗

很多女性在四十九岁左右，就会饱受更年期综合征的困扰。处于更年期的妇女，身体症状很多，比如总是一阵阵地出汗，手脚心热，总是神经质般地发脾气。

更年期妇女身体的生殖系统开始逐渐衰竭，最明显的症状就是月经开始变得不规律，经常月经周期紊乱或间歇闭经。有的表现为月经量逐渐变少，行经时间变短；有的表现为月经淋漓不尽，来得不痛快，腹部憋闷，并伴有心烦，来月经的前几天量小而且是黑暗色血块；还有的月经量特别多，甚则阴道大出血，经期延长或淋漓不止，以后逐渐减少至绝经。

除了月经的变化之外，处于这个年龄段的女性，明显会感觉身体各方面都在逐渐地衰老，皮肤出现皱纹，手背、面部可见褐色老年斑，毛发脱落并逐渐变白。更年期妇女还伴有许多身体其他的症状，比如在月经前就会身体烘热汗出，手脚心热，阵发性潮热、面红，还有好多在这个年龄段的病人开始失眠多梦，记忆力减退，注意力下降，工作效率明显降低。除了身体存在诸多症状外，还会无缘无故地忧愁、伤感、情绪低落、悲观，对生活失去热情。更有甚者会出现精神紧张、性情急躁、多疑猜忌，并将这些不良的情绪波及家人和朋友。

针对这类更年期综合征的病人，我在治疗的时候，首先告诉病人更年期是每个女性的必经阶段，是一个正常的生理变化过程，不必过分焦虑，从而解除病人思想负担，保持乐观情绪。

在用药方面，针对年岁相对较小的病人，治疗重点放在月经不调，月经正常了，其他的病症也会缓解。对于更年期阴血不足的病人，我一般用桃红四物汤调理，因为阴虚不足往往伴有血瘀。桃红四物汤是一个经典的养阴补血调经方，功效养阴补血活血，治疗血虚兼血瘀证，也是一个最常用的养颜祛斑抗衰老方，能够缓解女性更年期心理烦躁抑郁的状态，也是广告经常宣传的缓解更年期综合征的"太太养颜口服液"中的主要组成部分。针对心理情绪的问题，我一般在该方的基础上加四逆散，四逆散由柴胡、枳实、芍药、甘草组成，能够缓解心理紧张，也可以缓解身体肌肉、血管、肠胃紧张的状态，调节人体的精神状态。我常用四逆散治疗经前紧张综合征和更年期综合征。有些气血亏损的病人，也会有很多情绪低落、无精打采的心理状态，她们还往往伴有月经过多，甚至出现崩漏，我常用八珍汤合胶艾汤或人参归脾汤治疗。如果长期月经淋漓不尽，身体会出现虚实夹杂、寒热交错、气血瘀滞的情况，有的人会长子宫肌瘤，伴有心烦易怒、失眠、潮热等各种问题，我一般用自拟的崩漏方补气养血、清热凉血、温经散寒、补肾止血，这个方子同时也能缓解情绪问题。

有的病人心理问题非常严重，潮热出汗，烦躁，失眠多梦，情绪易失控，脉象弦细，我常用柴胡加龙骨牡蛎汤治疗。还有的更年期妇女表现为心情烦躁焦虑，失眠多梦，伴有肠胃功能紊乱，我常用温胆汤合半夏厚朴汤合栀子豉汤治疗。一些气血不足、身体虚寒的病人，浑身乏力，无精打采，情绪抑郁又伴有手脚冷、热、干裂，行经不畅，表现为寒热错杂，我常用温经汤治疗。有的病人舌质暗紫，后半夜发热，胸不任物，我常用血府逐瘀汤治疗。有的病人胸胁满闷而狂躁，无法自制地捶胸顿足，甚至打人毁物，烦躁、谵语，伴有闭经、小腹胀满，我常用肝着汤或桃核承气汤治疗。还有的病人悲恸欲哭，心中烦乱，睡眠不安，我则用甘麦大枣汤治疗。

其实，更年期并非女性的专利，多数男性在六十岁左右也会经历更年期，相比女性更年期的来势凶猛，男性的更年期可能各方面症状并不明显。有的会在这个阶段出现疲乏无力、心慌、出汗、食欲减退等症状，常伴有心理问题。处于更年期的男性，无论是身体的症状，还是在生活中遭遇的一些变故，都会影响到情志。而且有的男性正处于退休期，客观环境的改变有可能加重男性更年期的心理问题。有的人在工作岗位上忙碌了一辈子，无论是身体还是心理都已经形成一种惯性，突然从工作岗位上退下来之后变得无所事事，心理上接受不了，觉得自己没有任何存在的价值了，从而变得情绪低落、心情抑郁。

有一位六十岁左右的病人，刚从领导岗位上退下来，原来在国家机关任职，工作的时候风光无限，在外受人敬仰拥戴，在家受家人尊敬，习惯了忙碌充实的工作。退休以后，一下子闲下来了，他突然感觉心里失落，没有归属感了，也感到了内心的孤独。于是他整天在家里闹情绪，子女不在家时他嚷着子女不关心他、不尽孝道，让子女回家来探望他，结果子女回到家以后，他又烦躁无比，没多久就催促子女离开。除此之外，病人每天一脸抑郁相，吃什么都觉得没胃口，做什么事也觉得不如意，睡眠也不好，心烦心悸，有时候还不明缘由地发脾气，情绪波动特别大。

子女领着他到大医院做了各项检查后，没有发现明显的问题，后来子女带他过来看病，我当时摸脉、望诊后，发现病人脉象弦细，舌淡苔白，就对病人说："你有头晕头闷、失眠多梦、心烦心悸、口苦口干、胸闷、食欲不好、便秘、疲劳乏力的症状。"病人说："你说的症状非常对。"我说："你的脉象左寸脉和关脉弦细无力，说明阳气被郁，心神失养，所以情绪方面有抑郁焦虑、烦躁易怒的问题。"病人听了后很认可，然后更认真地听我给他分析病情。我又从体质角度分析说："你是少阳人，柴胡体质，少阳人，相火旺盛，生发能量很强，你在年轻的时候发挥了正能量，做事能力强，且认真细致，有了一番作为。可是，你退休之后，失去了可以发挥自己正能量的渠道，以致情绪受影响比较大，容易阳气被郁而不能温养心神，就会出现心神失养、悲观抑郁的心理问题。治疗这种病的关键是心身同治，解郁舒发阳气。"

我又对病人的子女说："老人家刚从工作岗位上退下来，难免有点适应不了，所以情绪就会出现这样那样的问题，家属应该多陪伴、多理解，或者让老人参加一些自己感兴趣的社会活动，做些自己感兴趣的事，发挥余热，让老人觉得自己没有被遗忘，还有存在的价值。不管怎么样，老人不管空闲还是忙碌，只要身心健康就是最大的幸福。晚年生活充实了，心情好了，自然肝气舒发、阳气充足。"

说了这么多，病人和子女对我的分析非常认同。我接着说："我们不但要从心理上调整情绪的问题，更要用药物调整身体的状态。"老人的脉象弦细，当时我处方柴胡加龙骨牡蛎汤合栀子豉汤，用柴胡、黄芩疏肝解郁散火，解除被郁的阳气，用人参、桂枝补五脏、安魂魄、提精神、强心气，用龙骨、牡蛎安神补肾、收敛心气，用茯苓安神养心，用大黄来通泻身体的郁热，用生姜、大枣健脾和胃。

病人服药一周后复诊，一进门就说服药后睡眠和心情问题明显得到了缓解，头脑也清醒了，不像原来那样每天昏昏沉沉的，心情变好了，做什么事也有兴趣了，发现自己退休后的生活也有很多乐趣。他又接着神采飞扬地说自己一生中很少生病，得过的三次大病都和情志有关，其中就包括这次。以往两次生病在治疗的时候，大夫只是一味地强调他的身体症状，而忽略了他的心情问题，这次在我这里治疗的时候，经过我语言的开导，他感觉心情豁然开朗、舒畅的同时身体症状也减轻了，我是真正地看准了他的病。

随着社会的发展，时代的进步，人们的心理问题也越来越突出。有些老年人虽然生活得衣食无忧，但也常常处于焦虑、悲观、恐惧的情绪中。如果一个人常常不开心，身体就会郁结，郁结之后就会产生各种身心问题。虽然病人的病证不同，有着不同的经历，但经过药物治疗，积极调整心态，总能恢复健康的。

人到暮年——人生遭遇导致的心理问题

我在临床中发现，有一大批上了年纪的人也会有抑郁焦虑的情志疾病。

多年前，一位老太太由其儿子带着前来就诊，落座后，我摸脉发现脉弦细，左关脉弦细更明显，左寸脉弦弱无力，便说出老太太现在身体存在的一系列症状，如头闷、头痛、口苦、口干、失眠、心烦、腰腿酸沉、浑身乏力等，老太太点头称是。接着我又补充道："其实这些都是小问题，你的心病才是大问题。换句话说，你情志不畅、心理问题严重。"说到此处时，老太太终于绷不住了，抑制不住自己的情绪，泪水决堤而出，然后悲恸地哭出声来，断断续续地说出了自己的家事。

老太太年轻时原本家庭幸福、生活和美，可是厄运却偏偏降临：唯一的女儿在十二岁还未成年的时候由于意外而夭折了，家里的顶梁柱——她的丈夫，五十岁出头，本来处于事业的鼎盛期，偏偏在工作岗位上突发脑出血抢救无效而身亡。自此以后，这么多年来，她的生活便是一片灰暗，自己的身体和情绪也是每况愈下。中年丧女，老年丧夫，对这个年事已高的老太太都是沉重的打击。在老太太的抽泣声中，我得知老太太这样的经历，竟也一时语塞，不知从哪说起。那一刻，任何安慰的话都显得苍白无力，都无法排解老太太内心深刻的悲痛。

这时，在一旁等候的儿子显得有些局促不安，不停地提醒母亲别说了。老太太也觉得有些难为情，止住眼泪说道："这是李大夫说到我心里去了，我才倾诉的。"等她稍稍平静一些后，我说："虽然你的心病很严重，但是自己不改变心态，身体和情绪问题也不会改善的。每个人都有自己的宿命，没有谁的生活是容易的，与其挣扎、抱怨，不如接受事实。你之所以心情抑郁，是因为不能正确面对自己生命中所经历的一些事情。"然后我又对她的儿子说："你母亲经历的这些事情，放谁身上都是巨大的打击。在这个世上你就是她唯一最亲的人了，作为家中现在的顶梁柱，你不能让自己的母亲常年沉浸在痛苦中，要多花时间陪伴她，多花心思开导她。"

我还安慰老太太说："我们每个人只此一生，在这一生中每个人都会经历各种不顺遂的事情，虽然我们不能改变自己的命运，但我们要学会勇敢地面对命运带给我们的种种不幸。有的路注定是需要一个人走的，虽然孤单难熬，但也要勇敢地面对这段孤寂的岁月，直面自己内心的恐惧，并走出阴影。我们来到这个世上就是来经历人生各种幸福和痛苦的，无论是幸福的经历还是痛苦的经历，都是我们一生中宝贵的财富。有的事情即使不愿接受，但它已经发生了，谁也无力回天。活着的人如果整天沉浸在痛苦之中，对其他家庭成员也会造成不好的影响。虽然你有这些不幸，但是你也是幸运的，你看看你跟前的儿子、儿媳和孙子，多么好的一家人！如果你终日沉浸在对过去的怀念和回忆中，总是活在过去，自我囚禁，就是把现在最应该珍惜的幸福忽略了。经历过失去与死亡，你更应该意识到家人的可贵，从过去的回忆里走出来，迈过那道坎，你就会感受到现实中的生活也是很幸福的。你想想，如果你整天悲悲戚戚的，全家就会阴云密布。情绪是有感染性的，你的心情直接影响家庭的氛围。如果你快乐一点，全家人也跟着快乐。"

说了这么多，老太太的情绪比刚来时好很多了，很认可我的说法，她说道："其实孩子平常是非常关心我的，工作之余会带我出去散心。儿子、儿媳都很有能力，所以我生活上衣食无忧。孙子聪明可爱，很讨我喜欢。按这么想，我也是很幸福的。孩子们的用心良苦我也都感受到了，以后我也要积极调整自己的情绪，改善现在的身心状况。我知道这样的心理状态肯定会影响身体健康的，我也想让一家人幸福快乐。"

然后我给老太太处方柴胡加龙骨牡蛎汤加味治疗，我常用这个方子治疗精神情志疾病，方中龙骨、牡蛎具有镇静安神的作用，茯苓宁心安神，大黄来通泄身体郁热，人参、桂枝补五脏、安魂魄、强心志，柴胡、黄芩疏肝解郁。后来老太太复诊时，每次都和我愉快地交流身心的状态，说她最信任我了，吃了我的药，听了我的话，身体和心情状态恢复得很好，几个疗程后人也变得乐观开朗。

这样的例子在临床中并不鲜见，有的是因为生活中各种琐事而影响了心情，从而导致身体问题层出，有的是因为身体的疾病痛苦不已而影响心情，导致情志不畅，出现悲观抑郁的情绪问题。

抑郁症与癌症

行医多年来，我去医院的次数屈指可数，大部分时候是去探望病人或者接受熟人委托去医院诊断疾病。我虽然很少接触医院，但每次去那个地方都会让我感慨好长时间，尤其是看到医院里那些病人对疾病的恐慌和无奈，我久久不能释怀。在这个弥漫生死的地方，有对新生的希望，有对生命将逝的绝望，有对病魔的恐惧。有的病人会痊愈，有的病人会死去。虽然话题有点沉重，但这也是我们每个人必须要面对的。

近年来，人们身患重症的概率呈逐年上升的趋势，以前闻所未闻的各种恶性肿瘤在当今社会变得越来越被人们所熟知。关于癌症的井喷现象，除了人们公认的食品安全问题，以及环境污染这些我们无法改变的客观社会因素以外，还有一个重要的原因就是我们自己的身心状况。有的人身心长久处于疲惫不堪的状态，尤其是心理压力大，精神压抑、焦虑、沮丧、苦闷等紧张情绪长期得不到缓解，郁积体内，时间长了就会对身体形成负面影响，甚至会形成恶性病如癌症。这并不是危言耸听，在医疗条件发达的今天，现代医学对于各种癌症形成的原因做了细致的分析，也证明精神因素在癌症的发生和发展中起着重要作用。

"冰冻三尺非一日之寒"，癌症的发生原因，是多方面且复杂的，我接下来主要论述人的心理状态对癌症的影响。可以说，情绪的问题对身体的影响是第一位的。

行医多年来，我接触到的癌症病人越来越多。有的是在医院经过手术后，继续接受保守治疗的；有的发现时已经晚期，不能手术了，只能选择药物进行保守治疗。随着后续治疗的进行，病人的身体都会发生这样或那样的改变，无论是好的改变还是不好的改变，都会引发我对癌症治疗的思考。癌症病人死亡是一个令人生畏的话题，曾经有"三个1/3"的说法，即1/3病人死于癌症发展的规律，如癌细胞的转移；1/3病人死于过度治疗，伤敌一千自损八百，到最后过度治疗把人的身体彻底击垮了；1/3病人死于恐惧与高度抑郁，也就是人们通常说的"被吓死的"。前两点是现代治疗癌症的难点，而病人有能力改变的只有自己的情绪问题，这方面的原因也是我行医多年来治疗各类癌症病人时最关注的。虽然他们有着类似的痛苦的求医经历，但不一样的心态却令他们有着不一样的境况和治疗结果。

在讲述我经手的癌症病例之前，我先讲个故事，这个故事是听别人讲的，真实性有待考证，但其中的道理却是值得我们深思的。一个农村老汉患病多年，其子女带他去城市里的大医院进行检查，发现老汉已经处于胃癌晚期，于是医院建议进行手术。当打开老汉的腹腔后发现癌细胞已转移至腹腔盆腔，已无法手术治疗，于是医生缝合后，跟老汉解释了手术的过程。但由于老汉文化程度低，完全听不懂医生说的专业术语，就认为医生已经为自己进行了手术并且很成功，于是精神饱满地回到农村，每天日出而作日落而息，完全没有受到疾病的困扰，就这样又存活了十余年。为其施治的医生后来得知此事非常诧异，称简直不敢相信在完全没做手术的情况下病人还能生存这么多年。这个故事向我们揭示了一个道理：疾病有时候并不可怕，无论是头疼脑热还是癌症，在很大程度上都会受到人的意志左右。人的精神是有强大的作用力的。

临床中我接诊过好多的癌症病人，他们虽然年纪轻轻，但都有所作为，无论是自身修为还是事业都经营得风生水起，但一个人的精力毕竟有限，有多大作为就会受多少累，无论是身体还是心理，整日都处于一种疲惫不堪的状态，并且长期处于紧张、焦虑的情绪之中。正所谓"高处不胜寒"，地位越高的人所承受的压力往往就越大。如果心理状态调整不过来，弦绷得太紧，终有一日会断的，身体也会随之轰然倒塌的。

很多年前的一个病人李某，在我们县经营着自己的工厂，那时候市场刚刚开放，他胆大心细，用心学习技术的同时，营销手段也非常成功，短短几年时间，他的工厂就成为我们县家喻户晓的企业。当时他雇佣员工众多，身为一把手的他多次被县里领导提名表扬，被授予"农民企业家"的荣誉称号。可是，李某虽然经营事业很成功，但不太会处理人际关系，得罪了一些人。于是，李某被复杂的人际关系搞得焦头烂额。慢慢地，他身边的人发现他性情大变，总是自己一个人小声地说着什么，仔细一听发现他反复念叨的几句话竟然是自己臆想的一些事情。有时候他又特别惊恐地跟别人说工厂干不下去了，这个世界乱了、要灭亡了，大家都得死。起初他这么神经兮兮地说一些莫名其妙的话时，身边的工作伙伴和家人觉得他可能是工作压力太大了导致的，就试着开导他，但却无济于事。这样的情况持续了很长时间，其间家人还劝他减少工作量、注意休养，但李某的精神状况越来越不好。后来他开始感觉两腿严重乏力，精神萎靡，去省医院检查诊断为肺癌晚期并且已转移到脑，已不能实施手术，于是医院用其他各种先进的治疗手段治疗，累计花费四十余万元。住院的一年间，李某病情逐渐恶化，进入深昏迷状态，医院下达了病危通知书，并建议家属尽快回家准备后事。家属把李某从医院接回来，见他还有一息尚存，想着"死马当作活马医"，于是请我去给李某看一下。

当我赶到的时候，李某输着液，吸着氧，已经高度昏迷多日，脉象洪大弦数，腹满硬，虽然他在医院住了一年，但身体体形还是偏胖的，面红气粗。我就对他的家属说："已经到了这个时候了，既然西药没有起到很好的治疗效果，就把西药停掉吧。"于是拔掉了输液管和氧气管。李某脉象洪大，面红气粗，这是典型的阳明证，而且病人属于少阳人，平常火气比较大，再加上腑气不通，中焦积滞严重，所以当务之急应该是通腑泻热、通泄阳明的郁热。于是我处方大柴胡汤加味治疗他的少阳阳明合证。

在给李某喂下中药后，病情出现了转机，一会儿病人排出大便，然后慢慢地苏醒过来了。虽然他的意识还是处于模糊的状态，但这让家人看到了一丝生机，于是家人决定，只要他还有一口气在，就不放弃中医治疗。李某意识清醒以后，家属也更坚定了完全求助于中医的决心。我根据李某当时的脉象，继续用大柴胡汤加味清理身体肠胃的瘀滞。在我用药调理下，病人的身体慢慢恢复了，能够和人正常沟通交流了，自述身体不适的症状也在减轻。每次开药时，我也积极用语言开导鼓励他，试图让他的意志力强大起来。我总是跟他强调，除了药物，精神的力量也是不可小觑的。虽然身体的疾病被定义得很严重，但一定要看淡这种对疾病的认识，其实癌症就是一种慢性病。经历了生死，他对生死也看开了，放下了一切，就这样使身体和心理都处在一种更放松自然的状态。这样，疾病自然会减慢攻伐扩张的速度。在随后多年的治疗过程中，李某的身体和精神状态越来越好，生活自理完全没有问题，很大程度上提高了自己的生活质量。他在我这里一直服用中药治疗了五年，后来死于一次意外事故。

在我行医初期的时候，见到的癌症病人多是面黄肌瘦、形容枯槁的样子，后来随着人们生活条件的日益改善，我发现癌症病人体形肥胖的居多。于是，我经常跟病人说，就像一池水，要想使水里面的鱼健康长久地存活下去，水质必须是清澈而营养均衡的，如果杂质多了，就会使水质发生变化，鱼就会生病。同样的道理，现在人们的体质逐渐趋于富营养化，心理问题也日益突出，人这样就容易使身体产生瘀堵，心理郁结，最终就会形成不好的东西。

每一场大病，对身体来说都是一场灾难。身体为了对抗疾病，都会引发一场恶战，无论采取何种手段，抗争到最后战场都是一片狼藉，这对已经残坏的身体来说无异于雪上加霜。在战争结束后，人体会重建自己的防御系统，在这个重建的过程中，我们要通过各种手段给身体一个良好的信息，扶正祛邪，身心同治，去引导身体迅速恢复。

几乎每个人都有过抑郁、焦虑、狂躁、痛苦的时候，有的人可能一直在迷茫或挣扎着。虽然这个世界上有很多事情是不可避免的，但我们一定要坚信，没有什么心理问题是不能熬过去的。我们虽然被各种身心问题磨平了棱角，接受着日益增多的苦恼与烦闷，殊不知，就是这样的一些经历让我们从未停止成长，迎接每天不同的晨光，经历过身心的沸腾时刻依然能够冷却，曾经所欠缺的勇敢和自强悄无声息地滋长，让我们变得越来越好。

老中医挨打的故事

每个大夫在行医过程中都会遇到各种各样的事情，有的时候让人哭笑不得。我的一个朋友和我讲了自己过去在医院跟诊实习遇到的一件事。大概在三十年以前，医院的一位老中医当时是我们县四大名医之一，有一天，一名三十多岁的女性病人由家人陪着去医院就诊。家人说病人近日心烦意乱，总是无缘无故地摔打东西，经常不能控制自己的情绪，狂躁不安，大吵大闹，捂着肚子说腹胀，那名老中医当时就给病人做了腹诊。当按压病人小腹部的时候，病人竟然下意识地一把推开老中医，老中医一个趔趄差点摔倒。当时那位老中医就有点发蒙，但细一琢磨病人性情狂躁，下腹部拒按，明显患的是膀胱蓄血证，于是处方桃核承气汤。一剂药后病人精神症状好转，三剂药后病人精神狂躁的症状消失。

第四篇
生活处处是中医

在日常门诊中，经常有一些怀揣着医院各种检查结果单的病人来就诊，他们对自己的疾病充满了困惑和疑虑。作为一名中医，我必须把病人的疾病解释得详细透彻，对有的文化程度不高的病人，我还要借用各种形象的比喻，以讲故事的方式进行医理的解释。通过一些通俗易懂的故事，给病人解释病情，让病人明白自己得病的原因，也了解中医治病的原理和方法，从而积极配合治疗，以提高疗效。

然而，和病人进行交流的过程中，无论语言表达得多么流畅，而能听到的人群少之又少。转化成文字就不一样了，文字容易传播，能让更多的人看到。如果让有需求的人看到，我们和读者之间就会产生共鸣，甚至有的读者在看了我的文章之后，懂得了中医治病的原理，选择相信并支持中医，这就是我工作的意义所在。

本章整理的这些医话故事，包含我在临床中悟出的道理，只是这些道理结合我们生活中的一些常见自然现象，以这些自然现象为载体来解释一些医学道理，于普通百姓而言简单明了。有些百思不得其解的疾病，通过观察一些生活现象，一下子就悟透了。虽然事物不同，但道理是相通的。一些我们习以为常的生活、饮食习惯或者生活方式，我有另一番解释，并且这些新解是有临床依据的。还有一些是我对现在社会现状的思考和分析，许多时候我们认为正确的事情，事实却给了我们当头一棒，有太多的人不知道自己真正需要的是什么。

就像水蒸气在锅盖内凝结成水珠，病人体内有湿热、外受寒凉束表会导致浮肿

蒸馒头的时候，水蒸气会在锅内凝结成水珠而聚集在锅盖上。由

此，我想到有许多的身体内有湿热的病人，外受寒凉束表，如果表不解，水气就会在皮下停滞，结成皮水，形成水液代谢紊乱，身体就会出现浮肿，如果这种浮肿没有及时消退，严重者会引起肾炎。

据多年临床观察，我得出规律：到了冬天有这种浮肿症状的人特别多，尤其在农村，冬天靠热煤取暖，这种面目浮肿的现象会更易出现。生育期的女性出现这种症状往往和月经有关，月经前期容易头闷头痛、面目浮肿、浑身不适。从中医的角度分析，容易有此症状的人和体质有关，多见于太阴体质，因为太阴体质水气多。"太阴之上，湿气治之。"湿气多了遇冷就会结成冰。太阴体质伤风寒后便易出现这种情况，这些症状实则是太阳中风证，及时用汗法对症施治，效果立竿见影。

一位四十多岁的女性病人过来就诊，面目浮肿，眼皮肿胀，到下午就会有所缓解。病人脉象浮紧，我就问她最近是不是着凉了，病人回忆说前几日回老家奔丧，三九天的大冬天冻了三天，回来以后就开始出现面目浮肿的现象。于是我就给病人解释，这是身体内有湿热外受风寒，水气郁于体表，要想解决办法很简单，通过汗法解表就可以了。我告诉病人回家喝姜糖水或桑拿汗蒸以达到出汗的目的，汗出表解病情自会好转。过了几天，我问病人身体浮肿好了没有，病人说回家以后没有喝姜糖水也没有去蒸桑拿，而是热了一桶开水，晚上睡觉的时候用热水泡脚，泡得身上特别暖和，出了很多的汗，睡了一觉早晨起来身上就轻快多了，也不浮肿了。

还有一位这样的病人，晨起发现面目浮肿，原想经活动身体舒展后可自行消退，不料浮肿逐渐延及头面和手脚，且肿胀有所加重。症状持续一周后，病人到我县人民医院做完各项检查，医生诊断为肾炎，且有蛋白尿和潜血，要住院治疗。但病人倾向找中医医治，遂来我处求诊，主诉头痛头闷、浑身不适，脉浮数，舌淡苔白。我给开了处方越婢汤：麻黄 10 g，石膏 20 g，甘草 6 g，生姜 10 g，大枣 20 g。病人仅服用一剂后，症状明显好转，三剂后浮肿全消，再服三剂去医院检查，各项指标恢复正常。

这样的病例很常见，尤其常见于儿童，初期就是风寒皮水证的越婢汤证，用很简单的解表发汗方法往往就能治愈。但如果表不解，水液代谢就会出现问题，肾脏也往往会出现问题，形成急性肾炎。每当此时，我总是感慨：这样的病人如果按肾炎治疗，就会用一些凉性的抗生素，而不发汗解表利水，过用寒凉，有的病人就会越来越严重，最后有可能会发展成慢性肾炎。有时候病看起来复杂严重，但只要认准病机，找对方法，即使不用药，方法用对了就能起到很好的疗效。

白庙村的一位三十多岁的女性病人，最近在地里干活的时候，光着脚蹚水，腿受凉抽筋了，几个人帮忙又按又揉才缓解。当时她觉得没事了，但第二天早晨起来，浑身出现浮肿的现象，急忙来到我处。当时我摸脉，脉浮，我就说病人肯定是着凉受寒了，方法很简单：生姜三两，回家熬水趁热喝下，把汗出透。第二天这位病人反馈浮肿已消退。

这样的病例很多，其实就是太阳的表证，也就是《金匮要略》里的皮水证，用越婢汤，即麻黄、石膏、甘草三味药加点生姜、大枣，一剂药立竿见影。在日常生活中还有一个不用药且更简单快捷的方法，就是汗法，如桑拿汗蒸，汗出表解病即去。当然前提必须确定是外感风寒皮水证。所以，一些疑难病症可以用日常生活中最简单的方法治疗，不用花钱买药也能治愈。我一贯秉承的理念就是，用最简单的方法帮助病人解决疾病所带来的痛苦。

病人体内瘀滞、垃圾淤积，就像鱼缸里的水浑浊变质

养过鱼的人都知道，我们在养鱼的时候，不能喂得太多，一旦喂得太多，水质就会变浑浊，水质过度营养化势必会影响鱼儿的存活。水体出现严重富营养现象时，水质恶化，水发腥、发臭，鱼类及其他生物就会生病。

人的身体也是一样，如果总是无限度地进补或者偏食一些自认为对自己身体有益的食物，会造成身体营养过剩，过剩的东西便成为垃圾淤积在体内。长此以往，那些垃圾淤积在身体的脏腑和经络，从而影响身体的气血运行。阴寒的东西化不了，最后会积聚成一种负面的东西淤积身体内部，形成严重的疾病。要想消化这些阴寒淤积的东西，需要消耗人体更多的元气和能量，造成人体的阳气不足。

现在有很多这样的人，本来正是处在身体强壮的青壮年时期，表面看起来身体挺壮实，但是整个人身体状态很差，精神萎靡，经常懒洋洋的，觉得身体哪儿都不舒服，到医院检查也查不出什么大问题。

前一段时间有一个看病的病人，正值青壮年，身体发胖，看着体格挺壮实，可是整个人的状态很不好，来看病时坐在椅子上人都是瘫软的，问诊也是疲惫不堪的，爱答不理，身体面部都是油油腻腻的污垢，舌质红、苔白厚腻，浑身疲乏，头闷、失眠、心烦，大便溏稀，自述身体疲倦不想运动，浑身没有一处舒服的地方。当时我给病人分析他的这种状况就是年轻气盛，过食膏粱厚味，不爱活动，人体营养过剩，废物代谢不出去，造成风、寒、湿、气、血、痰的瘀滞，内有湿热，外有风寒，表里不通透，整个身体就像不注意保养的汽车，发动机瘀滞了大量

的油泥和积碳，光加油车没劲且冒黑烟，这种状况也像养鱼时的那缸浑浊的水。我开了处方五积散加味，病人反馈服用两天后就明显感觉各种症状都有改善，身体好像轻快了，感觉身体的各个部分好像要慢慢苏醒了。

随着人们生活水平的提高，患这类疾病的人很多，尤其身体肥胖的青壮年居多。他们食欲旺盛，表面看起来挺壮实的，但往往出现浑身疲乏、头昏、失眠、大便溏稀等症状。我把这类体质叫作五积散体质，这种体质就是风、寒、湿、气、血、痰的瘀滞，在医院检查就被诊断为身体的神经系统、消化系统、内分泌系统的紊乱，轻微的或得病时间短的年轻人，往往查不出器质性病变，得病时间长了不治疗，容易引起三高症等心脑血管疾病，甚至一些恶性病。其实中医看这类病就是内有湿热，表里不通透，身体存在瘀滞的情况。五积散治疗这种病疗效显著，是我最常用的一张方子，在运用的时候要根据病人风、寒、湿、气、血、痰的瘀滞情况进行加减，争取每一味药和它的用量都要和病人的风、寒、湿、气、血、痰的瘀滞病机丝丝相扣，以改善病人体质瘀滞的状态。

五积散原方：麻黄6g，白芷6g，肉桂6g，干姜6g，苍术9g，厚朴9g，半夏9g，陈皮9g，茯苓9g，当归6g，川芎6g，芍药6g，桔梗6g，枳壳6g，生姜6g，甘草6g。

在用这个方子清理人体瘀积的时候，需要告诉病人得病的原因，要病人从饮食和生活上进行调理。我们经常说"若要小儿安，三分饥与寒"，这句话同样适用于我们大多数成年人，减少高营养、高能量的膏粱厚味的摄入，多食粗粮蔬菜，均衡营养，加强运动锻炼，才能使人体的气血通畅，脏腑功能运行正常，从根本上改善体质。

由下水道遇冷凝结的油块，想到体质虚寒的病人血管堵塞，以及女性子宫虚寒输卵管不通、胎停育

我家胡同口的商业用房近几年开了饭店，一次大雨过后，胡同口的那一节下水管道堵了，于是找来人挖开下水道，发现饭店长年累月的厨余油污堵塞了排水管线，而且大量油污在经过下水管道时温度降低并逐渐凝结成块，几乎把下水管道堵死了。经协商，饭店和街道共同出资，把下水道挖开，清理出了三四车如白色猪油一样凝结的油块，真可谓"冰冻三尺，非一日之寒。"

看到这些遇冷凝结的油块，我想起了身体的血管堵塞，下水管道的排水系统就相当于我们人体的血管，人体的血液能在血管里顺畅地流动是需要身体提供足够的能量的，当人体虚寒时，身体的血液就会流动受阻，久而久之形成瘀堵。

我们家的一个邻居去年秋天得了冠心病，经常发作，一次发作时情况特别紧急危险，到石家庄省二院做冠状动脉造影，结果发现动脉堵塞了95%，随即做了冠状动脉支架，病情稍有缓解。但几个月后又开始发作，经常打急救电话急救，连续几次住院治疗。今年三月，病情又发作时前来求诊，当时病人轻度昏迷，呼吸短促，胸闷胸疼，面色苍白，手足冰凉，舌淡苔白，脉沉细无力，辨证此为真阳不足，阳气外脱，当回阳急救用四逆汤，因用药不方便，仅用生姜二两熬汤，病人服后症状迅速缓解，手足逐渐温暖，神智也开始清醒。因病人不愿意服汤药，遂开附子理中丸，病人服药一盒后，症状大减，面色红润，恢复活力，经常见其出来活动。病人的心情大好且信心倍增，服用附子理中丸至今再无

发作，不仅能做家务，还能出门活动，接送孩子。

有一年冬天，朋友的父亲因为严重的肺心病入院治疗，住院一段时间后，病人症状还是不见轻，住院期间还是频繁头晕、恶心、呼吸短促，总是感觉胸口绞痛、憋闷。眼看就要过年了，病人也不愿意在医院过年，于是朋友请我去医院给他父亲诊断一下。我去医院以后，摸脉时明显感觉到病人手臂刺骨的凉，那种冰凉直逼他人身体，病人的身体也是彻骨的凉。病人脉象微细，身体虚寒，手脚冰凉，我就和病人家属解释这是寒凝心脉，严重的时候就导致了心脏的问题。看着病人在床上斜靠着喘着微弱的气息，病势严重，我当时一方面为了安全起见，一方面也是因为住院期间病人不方便熬药，就给病人开了中成药附子理中丸，嘱咐其按说明书吃，然后就返回诊所继续工作。

隔了两天，中午的时候，之前还在医院病床上躺着的病人竟然自己找过来，推门而入。我当时很诧异地问他怎么自己从医院跑出来了，病人说真是太神奇了，吃了我开的药丸，呼吸顺畅多了，没再出现严重的气喘，身体也觉得有劲了，感觉好多了，让我继续开中药治疗，而且病人打算当天办完出院就回家。鉴于病人当时的身体状况，我还是开的中成药附子理中丸，并且告诉他这个药如果吃完觉得舒服，可以适当加量，因为他的身体虚寒，阳气不足，这个药物是温阳散寒温通血脉的，所以坚持吃一段时间身体会有很大的改善的。

后来，隔了很长一段时间，这位病人又过来让我给他摸脉，此时他的身体状况已经很好了，自从吃了附子理中丸，身体觉得有劲了，也没有头晕气短的症状了。然后跟我说起自己吃的附子理中丸，他故作神秘地让我猜测他现在一天的服用量有多少，我关切地问他现在一天吃多少啊，他比画了一下，说同仁堂的大蜜丸他一天能吃一盒，整整十粒呢！听他这么一说，我便告诉他这个药可以加量吃，但以身体舒适为度，如果身体出现手心发热、口干舌燥、烦热不适的上火症状时就要减量或者停药。病人听后心满意足地离开了。这位病人常年吃着附子理中丸温通血脉，此后病情一直保持稳定。

多年前，一位七十多岁的老大爷，身患胃癌多年，两腿还有脉管炎。胃癌手术后，他身体极度虚弱，前来就诊。摸脉时我感到病人的手寒凉彻骨，那种凉到现在我仍记忆犹新。病人还伴有食欲减退、浑身乏力、两腿肿痛的症状。当时我给病人开了小剂量的附子理中汤，病人服用几天后，复诊时反馈身体逐渐暖和了，双腿也不像原来那么疼了。这位病人在重病之后又做了胃癌手术，身体元气大伤，阳气不足了，这时就可以服用附子理中汤。附子理中汤既可以健脾胃，又可以助阳气，温通血脉，所以改善了寒凝血脉引起的手脚凉痛和坏疽的症状。病人病情好转后，一直用附子理中丸巩固治疗，身体状况保持得很好。

我在运用附子理中丸治疗常见的老年人肺心病、冠心病及寒凝血脉的脉管炎的时候，考虑到病人年老体弱，身体虚寒，气血凝滞，只能用小剂量的温补药物使其慢慢恢复。如果用大剂量的热性药物，身体则会虚不受补。这就好比家里生的炉火，当火焰将要熄灭时，引火的时候应该用一些细小的毛柴，星星之火慢慢助燃，如果用粗大的柴禾，很容易把仅剩的一点火苗炝灭。

除了这类老年疾病，我在治疗女性不孕、胎停育的时候，也会运用这一思路。现在不孕症的病人越来越多，最常见的不孕原因就是女性输卵管不通。还有的病人怀孕后胎儿停育，或出现习惯性流产，以上基本是女性身体虚寒导致的。寒凝胞宫，导致女性怀孕后子宫虚寒，气血凝滞，血液循环障碍，子宫虚寒后，没有足够的气血供给胎儿营养，便会出现胎停育或者习惯性流产。很多就诊的病人去医院做输卵管造影被告知输卵管不通或是通而不畅，这很大程度上由寒凝造成的输卵管拘挛。

寒性收引、不通则痛。

我治疗不孕症的观点是，病人要多活动，多吃具有光合作用的植物，这样才能提高人体的阳气。气血足了自然儿肥母壮，胎儿发育正常。

我们经常说，万物生长靠太阳。同样，人体作为一个完善的整体，下焦子宫孕育生命也要有一个温暖的环境，子宫气血充足才能使受精卵安全着床，使胎儿在营养丰富、温暖舒适的环境下正常发育成长。

对于这种虚寒导致不孕的治疗，就是寒则温之，用药温通血脉，待身体气血状态稳定以后，再用药活血化瘀，行气活血，攻邪抗病。关于不孕或孕后胎儿停育、习惯性流产的治疗，我几乎每天都会接诊数例。有的病人到处求医，有的病人自己都绝望了，但经过我的诊断后，采取心理疏导和药物治疗相结合的方式，悉心与病人交流，使其改变生活方式，很多病人经过几个疗程的治疗顺利怀孕生产。

多年前，一位来就诊的三十多岁的女性病人，结婚怀孕后，因为工作需要，选择做了人工流产。自此以后只要怀孕就流产，无论怎样保胎都保不住。县里、石家庄、北京的医院都去遍了，染色体检查也都显示正常，就是坐不住胎，流产次数竟有十来次。后来她领养了一个女儿。她得知我擅长治疗不孕不育时，就找到了我。当时我摸她的脉，感觉脉弦细无力，病人手脚冰凉，自述每次经期都有严重的痛经。我判断这是典型的气血不足，下焦虚寒血瘀，然后用药补气养血，改善身体虚寒的状况。病人经过我两个多月的药物治疗，并结合正确的生活方式，加上适量的运动，身体各种不适的症状就消除了，后来成功怀孕并顺利生下一个男孩。

这位病人婚后多年出现多次流产，身体受损严重，这样的情况首先要用药调补气血，待身体气血状况稳定以后，再怀孕后胎儿就能够得到足够的营养供给，自然不会流产。

　　还有一位年轻女性，婚后多年不孕，在医院做了详细的检查，得知原因是盆腔炎引起的盆腔粘连造成的输卵管不通。后来她来我这里就诊，当时我摸脉，病人脉弦沉细，病人自述经常腰腿酸沉，手脚发冷，而且行经腹痛，小腹经常发冷坠胀。于是我告诉病人，如果想改善现在身体虚寒的状态，首先要积极锻炼身体，只有身体活动起来，增加身体的能量，气血才能正常运行。就像大地滋生万物，前提是要有适宜的温度和水液，这样种子才会开花结果，如果温度过低或者没有足够的营养，即使有种子也不会生根，不能顺利地成长。同样的道理，女性孕育下一代，宫胞环境也要温暖。要想让自己的孕育环境温暖舒适，除了运动，还要用药物让身体保持寒热平衡。在经过两个疗程的治疗后，病人复诊时气血状况很稳定了，然后我就用通管汤治疗，后来病人成功怀孕并顺利生下一名男孩。

　　治疗这样不孕症的病人，我首先从体质角度改善她们身体的气血状况，等到身体气血阴阳平衡以后，再根据病人具体的病证用药，用温热的药物配合活血化瘀药物，以温经通络、散寒化瘀，驱散阴寒凝滞之邪，使经脉舒通，达到治疗效果。

　　上述所讲的病例，用药都是依据病人的脉象和体质，适当用温补的药物使身体的气血平衡，但现在的一个社会现象是人人都觉得自己气血不足，身体虚弱，从而进食一些滋补类的药物和食物，但身体却没有足够的热量去温化这些物质，以致身体瘀滞形成郁热，久而久之就会形成寒热交结、燥湿相混、虚实夹杂，引起很多疑难疾病。治疗这类原因引起的不孕，尤其是胎儿停育、习惯性流产的病人，我通过辨证论治，用化痰导湿、温阳散寒、温通血脉的药物，然后结合正常的生活方式，让她们多运动，多吃粗粮，增强阳气。

看到下水道的油水遇冷凝结成块，我想到了我们的身体虚寒时，血液中的油脂由于阳气不足气化不利遇冷变稠而阻塞血管，这会引起很多疾病。治疗这类疾病的方法就是温阳散寒、温通血脉。一些肥胖的人，痰湿交结，身体虚寒、阳气不足是主要原因，治疗应以化痰导湿为主，生活上应该注意禁忌寒凉，多活动，以增强人体的阳气，从而取得好的治疗效果。

由石榴树枝繁叶茂不结果，想到有的女性体胖身体痰湿阻滞不排卵，不坐胎

我家后院种了一棵石榴树，年复一年，我辛勤地浇水施肥，精心地栽培，总盼望着石榴树早日结果。可是六七年过去了，小小的石榴树苗已然长成胳膊粗的大树，枝繁叶茂，却始终不见果树挂果。

某年春天，一位病人就诊时提及自己是个果农，我便与他谈到了我家石榴树不座果的问题。他看了后院中的石榴树后说，这棵树长得太壮了，应该及时裁剪疯长的、过密的枝条，改善通风透光。春天树叶刚开始长全时，在树干上进行环剥，环剥的作用就是阻断树皮中筛管向树根输送树叶制造合成的营养，那么营养就可以较多地供给刚刚结的果实，以此提高座果率。后来我按他教的方法给石榴树环剥后，今年果然硕果累累，结了几十个颗粒饱满的石榴。

通过这个事情，我想到了患多囊卵巢综合征的病人，她们体格壮实，就是不能正常排卵来月经，导致不能正常受孕。这种情况就是因为人体的营养过剩，精气血不能积聚在宫胞化为孕育生命的卵泡和月经，而是形成了痰湿，聚集在体内形成了脂肪。那么通过化痰利湿、疏通气

血、温经散寒的方法就能让人体的营养聚集在胞宫生成卵泡和月经，从而成功怀孕生子。我就是用这个方法治好了众多的多囊卵巢综合征的病人。

在我刚开始行医的时候，很少见到多囊卵巢综合征病人，因为那时候供给不足，很多女性气血不足。现在人们的身体富营养化，而运动量很少，导致身体瘀滞严重，致使很多孕龄妇女患有多囊卵巢综合征。这类病人排卵无规律或者长期不排卵，引起不孕。治疗这样的不孕症病人，除了用药物化痰导湿，疏通气血之外，还要从生活方式和饮食习惯上改善，比如控制体重，多锻炼，可进行爬山等户外活动。人在运动的时候，身体的气血也就活了，这些生活习惯和方式作为治疗的辅助措施，有利于病人成功受孕。

我接诊的一位多囊卵巢综合征病人，婚后在没有避孕措施的情况下三年未孕，于是在当地三甲医院不孕不育科接受检查，当时应该检查的项目都检查了，根据 B 超、卵泡监测、激素六项以及后续检查的结果，已经确定无疑是多囊卵巢综合征。当时这位病人在医院接受治疗时，被告知这种病很难治愈，治疗也是以怀孕为目的。病人在服用一段时间医院开出的药物后，依然是月经紊乱，周期很长，每个月坚持卵泡监测，但双侧卵巢的卵泡发育障碍，不能正常成熟排卵。在检测卵泡几个周期后，医院建议病人做腹腔镜手术治疗，可是病人不想用一些手术或有创伤性的方法来解决问题，生怕造成新的不孕症原因，不想让本身就复杂的病情再"雪上加霜"。

于是病人果断放弃西医治疗，回来老家找到我这里来寻求中医治疗。病人来就诊的时候，我观察病人体形偏胖，脉诊脉象沉细。在得知病人的治疗经历后，我先对其体质做了分析，并且对这种病的成因进行了耐心的讲解，明确告诉病人治疗这种疾病要有恒心、有信心、有耐心，因为人的体质一旦形成了，短期之内要想改变是不可能的，只能用药改善，从而达到受孕的目的。而多囊卵巢综合征病人最需要做的就是调整饮食习惯，不要过多食用高营养的食物，饮食清淡，多吃粗粮，加强体育锻炼，体重减下去就会提高受孕率，这对治疗疾病有很大的帮助。我还针对病人的体质给予辨证施治，对证治疗的同时还辅以心理方面的沟通，从而使病人保持一个良好的心态，提高治疗效果。在经过大概四个疗程的治疗之后，病人顺利怀孕，并且让人惊喜的是怀上了双胞胎。我也由衷地为病人感到高兴。

由用煤火做饭想到了肾虚后水火不能藏于肾中而引起的疾病

又到一年采暖季，生火取暖是北方居民尤其是农村群众普遍采用的取暖方式，家家户户要生煤炉做饭取暖。刚开始点火的时候，由于煤的燃点高，点燃温度不能达到煤的最低燃点，这时煤便会产生大量的浓烟，下面的火不旺，上面的烟很大。渐渐地，当火旺了的时候，浓烟就会消失，火烧得旺，锅里的水才能开，水在开的过程中就能变成水蒸气蒸熟干粮了。看到煤炭的燃热过程和用煤火做饭，我想到了肾虚后水火不能藏于肾中而引起的疾病。

行唐县只里村某男，六十多岁，有高血压、糖尿病、脑梗死病史，近三四年以来频繁牙痛，用消炎止痛的药毫无作用，实在疼痛难耐，只能拔牙。可是里面的槽牙几乎拔完了，他依然牙痛，牙医也只是诊断其患有牙龈炎，并无其他良策。于是这位病人就想到找中医治疗，希望寻得牙痛根源。初诊时病人牙龈肿胀苍白，非常疼痛，并伴有头痛头晕、腰疼、腿酸软无力、下午腿肿沉重、失眠梦多，脉两尺无力，我就给他开了金匮肾气丸。病人一盒没吃完牙就不疼了，直到现在一年多了牙也没有再疼过。

这个病人明显肾虚。肾主藏精气，藏水火，肾虚水火不能藏于肾中。火性炎上，则出现头痛头晕、牙痛、牙龈发炎；水性润下，则出现腰疼、腿肿胀无力；肾虚精气不能藏于肾中，则出现失眠多梦。用金匮肾气丸补肾，填补人体的精气，肾气足则水火返回肾中。这就和炉子的火一样，火力不足则上面冒烟，反映在身体上就会出现病态。下面的火旺了，上面就没有烟了；我们的肾气旺了，就能温煦全身，为我们的身体提供动力。

临床见到一些病人，突然不明原因地牙疼、嗓子疼、三叉神经痛等病，其脉象多沉迟无力。有的医生用一些清热解毒的药物无效。其实，治疗这样的病人可用引火汤：茯苓 15 g，熟地 90 g，麦冬 30 g，北五味子 6 g，巴戟天 30 g。或用潜阳封髓丹加减：甘草 6 g，砂仁 15 g，龟甲 24 g，黄柏 12 g，制附片 30 g。用上面两个方子效果很好，这就是因为肾精不足，肾中水少火多，龙雷之火上奔，虚火上炎，上热下寒，治疗宜温补肾精。

肾精不足不仅会引起体质的疾病，还会因虚火上炎，导致心气不足，从而引起各种不良的情绪问题，比如情绪悲观、郁郁寡欢。

肾为水火之脏，水和火互生互根，保持平衡，若肾的阴阳失调，既可出现内热、眩晕、耳鸣、腰膝酸软、遗精、舌红少津等肾阴虚证，亦可出现神疲乏力、形寒肢冷、腰膝冷痛、水肿、阳痿、女子宫寒不孕、舌淡等肾阳虚证。

生活处处皆学问，通过生炉火这个启示，用引火归原的方法治疗下焦虚寒、虚火上炎引起的各种疾病往往能取得很好的疗效。

由湿毛巾滴水，想到人体水湿重，腿脚肿胀

有很多腰疼的病人在叙述症状时，说早晨醒来时腰疼，起床活动后疼痛症状就会减轻，有时还会伴有双腿酸软无力。有的病人活动一天后，双腿出现水肿的现象，经过一晚上的休息，腿才能消肿。这是什么原因造成的呢？很长一段时间内这个问题总是困扰着我。

有天早晨洗脸的时候，我观察到，搭在毛巾架上的湿毛巾，水由于重力的原因会慢慢地积聚到毛巾底部，上部干得很快，底部却很湿。由此，我又想到冬天洗完的衣服挂在室外，衣服常常被冻住，水完全凝结成冰，经过一段时间后，衣服上半部分的冰已经升华，但衣服的下半部分却常常是冰冻状态或残留有冰渣。

由上述现象可知，当身体水湿很重，站立活动时，水湿就会慢慢地向下面流动，腿脚就会慢慢地肿胀并变得沉重不适；晚上躺下后，身体的腰部和腿部处于同一平面，腿部的水湿开始往上半身运动，水湿之气就又慢慢地向腰部流动。一夜之间，腰部的水湿就会加重，早晨醒来就觉着腰疼不适，感觉很累，起来活动活动后，湿气下行，腰部疼痛症状减轻，但随着活动量的增加，到了下午腿就又肿起来了，其实这是因为湿邪在白天积于双腿，而到了晚上躺下以后又开始向腰部集聚，这就是我们常说的水性趋下。

这种病的主要原因就是水湿太盛，治疗应该化湿行水，我最常用的方子就是肾着汤与苓桂术甘汤，对于下肢水肿比较严重者，可以用真武汤温阳利水，也可以用金匮肾气丸治疗化气行水。

就像在湿热的三伏天下一场大雨一样，用石膏、知母可以清除身体里囤积已久的湿热

多年前的一个闷热的夏天，一位非常信任我的病人找我看病。当年病人正值壮年，但却浑身乏力、酸疼，低热，少气懒言，头脑昏沉，肠胃不适症状多，舌苔黄腻，口中黏腻。当时我诊断该病为痰湿上扰所致，就用三仁汤清利湿热，但病人服用后见效不明显。这让我很纳闷，病人身重疼痛，且舌苔黄、厚腻，明显是湿温，三仁汤中杏仁宣畅上焦肺气，白蔻仁调畅中焦湿滞，薏苡仁益脾渗湿，使湿热从下而去。我往常通过这样的辨证论治，一般都能取得良好的疗效，可对这位病人的治疗却没有取得预期的效果。

后来我又顺着燥湿利水的思路相继用了霍朴夏苓汤、甘露消毒丹等方剂，但效果始终没令人满意。我也感到特别困惑和愧疚，跟他说："以往像你这样的病人，虽然湿证比较难治疗，但我在治疗的时候多则五剂，少则三剂，总能看到效果，可是你的病我诊断得也很准确，用药依据也完全符合我的判断，却没有达到令人满意的效果，这让我百思不得其解。你另外找一个大夫治疗一下看看效果吧。"

虽然我没有治好他的病，但他对我始终特别信任，后来，这位病人自己拿来一个药方，让我给他抓一剂药，我当时看方中的主要药物是石膏、知母、麦冬、玄参、天花粉这一类药物，其中石膏的用量很大，当时我心里犯嘀咕，这是什么方子，药物配伍都没有，然后就问病人方子是谁开的，病人说："方子是本村一个边务农边自学中医的人给开的，虽然他不是大夫，但很热心，经常给乡亲们开个小方，所以我决定试试

他开的这个方子。"我照方抓了一剂药，并嘱咐病人服用后有什么变化记得跟我反馈。病人在服用一剂药后，再来拿药时反馈感觉效果很好，身体轻快多了。吃了三剂药后，病人舌头的腻苔竟然消失不见了，这么棘手的身体湿热，三剂药后痊愈了。

这件事也引起了我的思考。"千寒易除，一湿难去。""湿性黏浊，如油入面。"湿浊之邪是人体最难速愈的病邪，湿与寒在一起是寒湿，与热在一起是湿热，与风在一起是风湿，与暑在一起就是暑湿。湿邪不去，吃再多的补品、药品都如同隔靴搔痒，隔山打牛。很多慢性的疾病往往都伴有湿邪，甚至夹杂着各种寒湿、湿热，用一些常规燥湿、利湿的方法，有时并不能起到很好的作用。

后来当我遇到病人身体湿热上蒸，有热又有燥的情况，如果用清利湿热、芳香化湿的药物疗效不好时，就用石膏、知母类药，往往能取得很好的疗效。我也经常思考，这是什么原理呢？如果一个人的身体湿浊严重，有湿、有痰、有燥、有热，按常规的方法就是或燥湿，或清热，或利尿，这些方法当时可能见效，但过后又不行了。但是如果用石膏、知母这类药，身体症状能够迅速缓解，过后身体好像重新开始运行一样。

后来随着学习的深入，临床运用得多了，我逐渐明白了个中缘由，慢慢地发现了规律，也终于明白为什么人体在湿热、痰浊困扰的情况下单纯地用清利湿热的方法解决不了根本问题。这就好像在夏季三伏天的时候，自然界都笼罩在潮湿、闷热的环境里，天气好像桑拿洗浴一样让人喘不过气来。有的人实在热得受不了的时候，拿毛巾擦拭一下身体的汗液，或者吃根冰棍降降温，再或者吹吹凉风。这些方法虽然暂时有效，但是不能解决根本问题。最能解决问题的方法就是天地间来一场倾盆大雨，雨水使自然界万物得到冲洗，又开始充满新的生机。

自然界是这个规律，人体同样也遵循这一规律。当人体湿浊黏滞缠绵的时候，往往会产生很多症状，用普通的方法很难取得速效。

又湿又热，又燥又渴的时候，石膏、知母就相当于给身体注入了一股冷空气，冷空气到身体以后，遇到身体里囤积已久的湿热，身体就好像产生强对流天气一样。石膏、知母入肺经，遇身体湿热，天一生水，这些药物就相当于给身体下了一场透雨，让人服用后有久旱逢甘霖的感觉，让人感觉从头到脚，浇灌透彻以后，身体湿热而口渴的症状随之而解。

如果身体湿热上蒸，又潮又热，口中黏腻、口渴，本身缺少津液，用防风、荆芥等疏散风热，黄连等清利湿热，或者用苍术燥湿，茯苓渗湿，这些方法都对，但都起不到好的疗效。最好的办法就是让身体来一场透雨，将身体的潮湿污浊荡涤一空。

肺属金，金生水，水能滋润载物，也能清洗万物的污浊。湿热过盛必然伤阴，比如天气湿热人就会口渴，过用燥湿之药也会伤及津液，水液不足了也就没有能力清洗污浊，所以身体的污浊难以排出。用石膏、知母、麦冬等辛凉之药，会助肺金把湿热之气化为水，水足自然热退，污浊也得以清洗。用金生水的方法来一场大雨把人体湿热污浊清洗得干干净净，湿热之邪自然除去。明白了这个道理，在治疗湿热缠绵难愈的污浊之邪时自然得心应手。这个用药过程就是《河图》的天一生水的过程，因此我把这种方法叫作天一生水法，也开辟了治疗湿热浊毒的一个新思路。

很多疾病的发展过程中，都会产生湿邪，尤其是当外湿侵袭和脾土不足的时候。湿邪郁久就会寒化或热化，成为湿热或寒湿，黏腻重浊，如油入面，难以清除。湿热日久必伤津液，湿邪更加黏稠腻浊，久而久之就会成为浊毒，导致严重甚至恶性疾病的发生。如果湿热日久，屡用燥湿、化湿的药物也伤及津液，形成燥湿相混的局面，这个时候如果用化湿热为水的天一生水法，水足了，自然就能把湿热清理干净。

十多年前，来就诊的一位五十岁的男性病人，当时症状很多，头晕头痛，浑身乏力，吃不下饭，总是恶心难受，去医院就诊医生怀疑是心脑血管的问题，在医院用药一个多月也不减轻。后来他来我处就诊，当时病人舌苔厚腻，我就给他开方三仁汤合藿朴夏苓汤，病人服用后症状有所减轻，但还是没有彻底治愈。于是我就换了一种思路，病人有湿、有痰，又有口渴的现象，当人体湿浊太盛的时候，就会阻滞水液的吸收，于是我改用天一生水法，用升阳益胃汤加石膏、知母。人体的湿热之气遇到石膏、知母后凉降凝结为水，水足了之后就能够冲刷身体的湿浊。病人在服用几剂药以后，症状很快得到缓解，身体也轻快了。

很多缠绵难愈的慢性病病人，几乎都会伴有湿邪，按常规的方法化湿燥湿很难取得好的疗效，这时候我们换一种思路，用这个天一生水法，效果往往出人意料。

第五篇
不容忽视的饮食和生活习惯

我在看病的时候，除了根据病人的体质分析病情、遣方用药外，还会明确地告诉病人他这种体质的特点和得病趋势，以及为什么会生病，生病的根源在哪里，并因人制宜地给予病人生活和饮食上的指导，告诉他生活方式上应该注重什么、禁忌什么，通过改变生活和饮食习惯，协助身体改善体质和改变发病的趋势。

有一些复诊的病人在接受治疗的时候，经常会向我反馈说，他们看过很多大夫，无论是省级大医院的专家还是民间有名的中医，我是唯一告诉他们为什么会生病、疾病的机理、疾病的变化规律、治疗方案，以及痊愈之后应该注意什么（比如饮食或者生活习惯应该有哪些改变）的大夫。每每听病人说到此，我也很感慨，身体不会无缘无故地生病，除了外邪、心理因素外，我还经常讲"病从口入"，勿用说药，就是食品吃得不正确，对身体也是有害无益的。所以在这一篇，我把经常和病人讲的关于饮食和生活习惯的问题整理出来，以供大家参考。

为什么我经常建议病人多食用玉米？

我经常建议一些病人，尤其是身体痰湿重的病人或者体形偏胖的不孕症病人要多食玉米，那么玉米作为一种常见的农作物到底有什么功效呢？

玉米在饮食中担当着重要的角色：既可煮熟即食，又可磨成粉后做成各种食物，就连慈禧太后当年西行时也对玉米面窝窝头赞不绝口。玉米之美味由此可见一斑。尤其在我国北方，每到冬天，用烧柴禾的大锅贴的玉米面饼子黄澄澄的，光亮诱人且松软香甜，贴锅边的那层更是脆而不硬，飘着原始的香味，让人垂涎三尺。玉米面饼子也是我们家相当喜欢的食物。

当然，这只是我们浅层次的认识。如果深入地去探究，从中医学来讲，黄色入脾土，而且玉米成长期为长夏，且生长周期短，生长环境大热大湿，这就赋予玉米健脾益胃、利水渗湿的功效。所以我经常建议一些身体有痰湿或偏胖的人多食用玉米，比如玉米面饼子或者玉米粥，这些食品既能起到化湿的作用，也能够减肥。

农村的老百姓都知道，如果手上遍布油渍，用水或者洗涤品很难清洗，这时有个小窍门，就是用玉米面将手搓一搓，然后再用水清洗，油渍便随着玉米面一起被洗去。比如说，过年的时候，家里吃杀猪菜，其中一个重要的组成部分猪大肠是很难清洗的，大肠上的油脂和表皮的黏液相当顽固，这时将一些玉米面撒在大肠内外，反复揉搓，然后再用水一冲，奇迹出现了：那些污物便随着玉米面一起被冲洗下去。由此及彼，我们胃肠道中的油脂如果在遇到玉米的时候也会被冲刷，而且玉米作为粗粮，本身富含粗纤维，可刺激肠胃蠕动，促进胆固醇的代谢，既可化湿又可以清理肠胃的垃圾。由此可见，玉米作为一种老少皆宜的食物可谓好处多多。在我看来，玉米就是人体的清洗剂，可清除人体瘀滞的油腻和"积碳"。但需要注意的是，干瘦的人，尤其是肠胃功能不好的人，不能多食玉米。

为什么我经常建议有的病人忌服牛奶？

经常有人问我这样的问题：我觉得自己缺钙、营养不良，晚上睡眠也不好，所以每天睡前都要喝杯牛奶，这样的做法是否妥当？

许多人在每天的生活饮食中都会接触牛奶，也觉得多食有益无害。

其实，每种食物都有它的适宜人群和不适宜人群。

中医认为，牛奶的性味偏于寒凉，有滋阴降火的作用。如果脾胃虚寒，或者身体寒湿，喝了牛奶后往往会有腹痛、腹泻等不良反应。

那牛奶适合什么样的人呢？我首先想到的就是嗷嗷待哺的婴儿。婴儿是纯阳之体，生长发育极其迅速，正需要牛奶这种高营养、高蛋白的食物。另外，牛奶还适合营养不良的人，但正常的成年人不应该过度进补这种高营养、高蛋白的食物。回想我们的祖先，他们所处的年代物资贫乏，还从事着非常累的体力劳动，每天普通的食物能够果腹就已经很满足了。这样的生存环境造就了他们的身体吸收能力强，就像牛一样，吃的是草，挤的是奶，还能干非常繁重的体力活，肠胃非常发达。现在的人们生活条件越来越好，每天摄取足够的蛋、奶、肉等高蛋白高营养的食物，过剩的营养吸收排泄不了，便成为垃圾淤积在体内，长此以往，那些垃圾堵塞人体经络和脏腑，阻碍气血正常运行，最后形成疾病甚至是恶性疾病。

我经常接诊一些体质虚寒的人，了解到他们常年喝牛奶这种阴寒的食物，最后身体形成肾囊肿、肝囊肿、卵巢囊肿等水湿瘀滞的疾病。这些精细的食品缺乏纤维素，不容易引起肠胃蠕动，不易被排泄，最后发酵形成恶臭有毒的东西被身体吸收，这也是欧美人群大肠癌高发的原因。

我们养动物都要了解它们的饮食习性，比如说喂养牛羊，如果一味地喂养高营养的粮食，喂的草料反而少了，就会影响它们肠胃的反刍，形成真胃移位。人类食用食物的时候，也不能只是追求高营养的食物，而忽略了食物对人体寒热虚实的影响，以及食物在肠胃是如何代谢的。

记得北翟营村的一位八十多岁的老太太，胃病多年不见好，我诊断为脾胃虚寒引起的疾病。我开了药方后，嘱咐病人禁忌喝牛奶和吃鸡蛋。这个老太太说："脾胃不好这么多年，什么东西也吃不下，就觉着牛奶营养高，每天喝牛奶养着，你不让我喝，我不饿死了吗？"我说："你这个病是脾胃虚寒引起的，如果老是喝阴寒的牛奶，病是不容易好的。"一个星期后老太太复诊，说遵照我的话回家以后不喝奶了，胃病好多了，经过治疗，什么东西也能吃得下了。

曾几何时，有人就提倡"每天一杯奶，强壮中国人"，可是世间没有一种动物是终身喝奶的，我认为人也应该是在哺乳期和生长发育阶段食用乳制品，成年人的身体是不需要那么多高营养物质的。

酒是一种助燃剂，也是一种腐蚀剂

白酒性烈、大热，喝下去以后会激发人体的阳气，使脸色红赤，身体烘热，气血奔腾，就像给身体注入一把火一样。心情郁闷的人在喝了酒之后，郁结的心结就容易打开，然后开始了滔滔不绝的倾诉，兴奋不已，甚至狂躁。有时酒可做药引，药借酒力，酒助药势，能起到更好的疗效。

对于热性体质的人来说，常年喝酒容易伤阴动血，甚至引起很多严重的疾病，酒就好像助燃剂一样，会使身体冲动而燥热，长期喝酒会大大耗伤身体的水分和津液，透支人体的精血，所以酒不适合热性体质、阴虚失血的人饮用。我观察到，经常大量饮酒的人，身体会逐渐地消瘦，会引起很多的疾病，尤其年岁渐长以后，会引起各脏器或系统的腐蚀和损伤，特别是对血管的损伤最明显。所以酒是一种助燃剂，也是一种腐蚀剂。据我观察，有嗜酒习惯的人，到六十岁以后，身体都会出现不同程度的心脑血管疾病和其他疾病。我在治疗男科不育症的时候，有很多精液不液化的病人，很大一部分是由于经常喝酒导致体内燥热，伤及津液，从而使精液黏稠，不能液化。精子在黏稠的精液中，蠕动无力，活力低下。这时候用益气养阴生津的方法治疗，在用提高精子活力的药物的同时必须禁酒，才能有好的疗效。

一些寒性体质的人饮酒，会感到四肢温暖。因为少量服用白酒有温通血脉、活血化瘀、促进血液循环的作用，所以有些人每天都要饮点白酒。如果虚寒体质的人，适量喝点白酒，身体无其他不适症状的话，还是有一定好处的。

烟酒和各种辛香料会伤及人体的津液

烟酒和辛辣刺激的食物，受到大多数人的青睐。这类东西都有辛热发散、行血止痛的作用。比如人们抽的烟，就好像我们用的艾灸一样，是给身体烤的一把火，能够起到通窍活络的作用，还能够御寒，因为烟草的性味是辛辣的，中医认为辛能散、能通，即具有发散、行气行血的作用。所以一些寒湿或者虚寒体质的人，他们往往都有表证，有一些浑身疼、拘紧不适或者是筋骨酸痛的症状，通过食用这些辛辣的食物能够缓解这些症状，但是长期食用就产生了依赖性。这些辛热的东西会伤及人体的津液的。

为什么吸烟能够导致肺癌，其中一条重要的原因就是长期吸烟会伤及津液，导致肺阴不足，引起肺萎，久而久之就形成肺癌。

《黄帝内经》云："恬淡虚无，真气从之。"健康的饮食应该是性质平和、气味甘淡的食品。那些辛热刺激或者是寒凉的食物，是应该拿来当作药物使用以纠正人体寒热性质的，不能长期食用。

不能把阿胶当作人人皆宜的补品食用

有一个很常见的现象：一到冬天，街上随处可见的药店就会用高分贝的音响宣传着本店阿胶是如何的好，人们服用后对自己的身体有多大的益处，药店的销售人员还会热情地向你宣传食用阿胶的好处，比如对女性就说益气养血、美容养颜，还可以缓解更年期的不适症状。

针对现在盛行的养生风气，我认为任何养生保健的东西我们都不能盲目服用，任何东西都是有适宜的人群和体质的。中医讲阿胶色黑，入肾，作为传统的补血要药，具有补血止血、滋阴润肺的功能，但它只是适合经血多、肾气虚、阴血不足的人服用，治疗的也是由于血虚引起的头晕、心悸等病症。可是现在很多的女性拿阿胶当保健食品服用，不加辨证、不论自己体质的寒热虚实就服用，这往往会导致病情的加重。

一些人本来身体就存在瘀滞，而阿胶黏腻，所以服用阿胶非但不能化去瘀滞之血，反而会使瘀血更严重。有的人身体存在各种不适的症状，滥用这类有补益作用的血肉有情之品更会助邪难解，使病情缠绵，反而造成新的病证。

我经常遇到因摄食过量阿胶而导致身体患病的案例。比如说体质并不虚弱的人，食用阿胶后上火、心烦、头痛，年长的人甚至会高血压、高血糖、肥胖症和闭经，还有的人食用阿胶后月经淋漓不断，有的身体过度瘀滞，形成子宫肌瘤，甚至长恶性肿瘤，这就是由于摄食阿胶这类补益之品，身体难以吸收的东西在体内慢慢囤积，成为身体的负担导致的。

各种肉类，你吃对了吗？

生活中，有的人每天大鱼大肉，而有的人却是素食主义，一点荤腥都不沾。这两种行为都是极端的做法。肉食在我们每天的饮食中充当着重要的角色，大部分人几乎每天都要吃一些肉。可是面对餐桌上各种各样的肉类，各种肉之间都有哪些区别呢？我们在食用的时候，要怎么区分对待才能对自己的身体产生更多的益处呢？

先从猪肉说起，猪肉是人们餐桌上重要的动物性食品之一，中医认为猪肉入肾，性质偏凉，具有补肾养血、滋阴润燥之功效，大部分人是可以适量食用的，一些身体羸瘦、热病伤津的人食用后，还能起到治疗作用。

鸡肉性质偏温，生发之力特别强，食用有温中益气、健脾胃的功效。如果肝火比较大的话，就应该少食用。

牛肉性质偏平，入脾，主肌肉，具有补脾胃、强筋骨等功效，适于脾胃虚弱、身体消瘦的人食用。过食牛肉会使人身体发胖，腹部肥胖突出。

羊肉味甘而不腻，性热偏燥，具有补肾壮阳、暖中祛寒、温补气血、开胃健脾的功效，所以冬天吃羊肉，既能抵御风寒，又可滋补身体，实在是一举两得的美事。

羊肉性热，有的游牧民族常年食用，地区的高寒造成当地人肾经闭藏得好，能耐受高热量的饮食，身体早已经适应了羊肉燥热的性质，对他们的身体而言，羊肉就变成了普通的性质平和的食品。而我们中原地带，多在农耕地区，人群适宜食用五谷，偶尔吃一次羊肉，就觉得它的热性特别明显，身体不能迅速化解，就会造成燥热上火、耗津伤阴的一些表现。

我们在用药的时候也存在这种问题，比如四川的扶阳派比较多，他们在治疗的时候会用大量的附子，甚至听说江油的人们拿附子当零食吃，那个地区的人们的体质能够适应大量的附子，对附子也就不敏感了，而我在临床当中，用附子稍微量大就会引起热性上火的不良反应。

泡脚、艾灸保健措施并不适合所有人

现在人们的保健意识逐渐增强，有的人喜欢每天晚上睡觉之前用热水泡泡脚，尤其是在寒冷的冬季，有的人还喜欢在泡脚水里面加一些中药或者姜粉，这样既改善血液循环还有助于睡眠，泡完之后出一身汗，觉得浑身舒服。其实任何保健措施都是要区分人的体质的，泡脚并不是所有人都适用。

泡脚具有温通血脉、发汗解表的作用，能引气血走向下肢或体表，适合身体有风气或风寒，或者水气郁于体表的情况，通过泡脚，汗出后气血通畅，可缓解症状。对于脚凉的人，泡脚会感觉非常舒服，这是正确的治疗和保健方法。但是对于一些虚人及老年人，泡脚一定要慎重，因为过度泡脚会把身体的气血引到下面，出现头晕犯困的现象。泡脚还会导致人体血管扩张，全身血液由脏器流向体表，导致心脏、大脑等重要器官缺血缺氧，尤其是一些患心脏病或气血不足的人，长时间泡脚，就是将本来不够的气血引向体表或下肢，出现心慌的症状。

我遇到过一个女性病人，每次痛经备受煎熬，她觉得自己手脚冰凉肯定是宫寒，为了减轻痛苦，她便每天晚上将各种暖宫驱寒的药物放在洗脚盆里泡脚，可是痛经非但没有减轻，反而越来越严重，于是她找到我寻求治疗。我当时给她分析说，泡脚虽然能够暂时起到驱寒温暖身体的作用，但并不适合所有人，而且也不适合长时间泡，因为泡脚引血下行，子宫自然会更冷痛。

所以，到了冬天，我们泡脚时一定要注意，不是泡脚时间越长越好，也不是次数越多越好，泡脚的时间以人体感到温暖舒适为度。泡脚只是刺激身体一下，并不能增加身体的元气，如果要想真正地解决身体虚寒、气血不足的状况，最好的保健方法是均衡地饮食和适量地运动。均衡饮食和适量运动能够使全身的元气充足。最壮实健康的人是干体力活的人或经常运动的人，而不是那些经常吃保健品或补养品的人。

我们应该知道，任何保健方式都是要辨别体质的，比如现在特别盛行的另一种保健方式——艾灸，同样如此。艾灸作为一种火疗方法，能够温阳补虚、理气活血、温通经络、驱散寒邪、消瘀散结。可是，艾灸只适合阳虚或者是身体寒湿的病人，如果是身体本来就阴虚火旺、燥热上火的病人，艾灸之后可能引起发热、疲倦、口干、全身不适等反应。

原来熬完药之后的药渣也是好东西

我们诊所用的是现在最先进的熬药设备，榨完药汁之后的药渣就倒进麻袋，等待附近的一户养羊的农家来收走。有一次下午不忙的时候，恰巧看到老乡又来拉药渣，我就顺嘴问了一句："你家现在喂养着多少牲口啊？"老乡憨厚地笑着说："家里现在养着三百多只羊，还有一百多头猪。"看着他吃力地扛着一麻袋药渣然后倒在车上，我说："这些药渣让羊吃了，冬天就能节省草料了，要不冬天的草料紧张呢。"老乡连忙摆手说："这些药渣可是好东西，可舍不得让羊群都吃啊。"我一听就很好奇地问老乡："喂药渣你也要区分对待啊？"老乡说："你家的药渣我都是让母羊吃。喂了这些年了，我发现母羊吃了药渣之后，不仅产羊多，还不容易生病，产下的小羊也特别壮实。"老乡神采飞扬地继续说："上次我家两只母羊一共产下十一只小羊崽，虽然夭折了两只，但这数量也是够多了。要知道，一般的羊的产量是很少的，一只羊能产两到三只就算不错的了。"这让我想起不久前的一件事，我家邻居喂养着几只兔子，虽然喂了很长时间，但到了该繁衍的时候了，母兔子却迟迟怀不上兔崽子。邻居于是过来拿了几次药渣，给兔子喂了一段时间药渣后，前几日碰到我说自家的兔子已经产了一窝小兔，甚是可爱。说话间难掩内心的喜悦之情。

由此可见，这些天然的药草除了治疗我们人体的疾病，食草动物吃了以后也能够治疗某些的疾病，甚至使身体壮实。虽然动物不孕的原因我无从知晓，但治疗效果却有目共睹。中草药真是大自然赋予我们的宝贵财富。

怎样看中医才能提高疗效

在我诊所墙上最醒目的地方挂着一幅字"大医精诚"。"凡大医治病，必当安神定志、无欲无求，先发大慈恻隐之心，誓愿普救含灵之苦。"被誉为"东方的希波克拉底誓言"的《大医精诚》向我们说明了作为一名中医大夫，不仅要有精湛的医术，还要拥有良好的医德。我虽为一名普通的乡村中医，但在多年来的行医过程中，也是一直把《大医精诚》作为准则来严格要求自己的。我深知作为大夫，服务对象是人，人命大于天，因此治疗疾病要时刻谨慎，一丝不苟，接诊每一位病人要集中精力、认认真真辨证，和病人沟通的时候也要认真细致地讲解病情，力求以浅显易懂的语言让病人理解和信任，以此来提高疗效。

不仅仅是大夫本人，就诊的病人也千万不能敷衍了事，否则就会影响判断，从而影响治疗效果。所以，如果要想取得理想的疗效，就得需要大夫和病人双方的配合。

借此机会，我想和广大读者朋友普及一下，如何做才能够最大限度地提高疗效。

选择好看病的时间。中医大夫看病依靠望闻问切，辨证施治，非常耗费精力，所以最好选择在大夫精力充沛的时候来就诊，避开在大夫比较疲劳的时候，比如中午吃饭或者午休的时候来就诊。大夫一般上午精力比较充足，病人脉象也比较平稳。

中医看病讲究望闻问切，来诊的病人要把自己的外形、相貌等真实的信息展示给大夫，这样才能让大夫了解病人的身体状况。女性病人尽量不要化浓妆，不要吃容易染色的食品，以免影响舌诊的判断，要摘掉口罩或者帽子，让大夫能够看到你的体形和面貌特征，以准确地判断你的疾病。

医患之间的交流过程，也是大夫采集病人信息的过程，只有准确地采集了病人的信息，才能提高判断的准确性和治疗的效果。病人描述病情的时候力求准确，不要过度地夸大或隐瞒病情。在进行问诊的时候有的病人回避或否认自己的病情，甚至在摸脉的时候，有的病人手里拿着手机边玩边心不在焉地回答大夫的问题，这样大夫就不能从病人这里获得准确的信息，从而不利于大夫对疾病的诊断治疗，影响治疗效果。

要知道，病人的面色甚至说话的语气都能够成为判断疾病的依据，任何别人认为无足轻重的细节都有可能直接影响处方的正确性。所以，下次看中医的时候，不求脱帽致敬，但求以真实面貌、正确的语言沟通方式配合大夫的诊断，这既是对自己负责，也是对大夫的尊重，同时能够保障治疗的疗效。

随着网络技术的进步、通讯功能的便利，我们与各地的朋友都能够及时沟通了解。每天都有很多的网友向我咨询若干关于自己身体和疾病的问题，虽然素未谋面，但对一些问题，在保障基本安全的前提下，还是能够给予一些建议的。有的病人在咨询的时候就直接问我能不能治愈他的疾病，中医治病需要望闻问切、辨证论治，如果没有四诊，不了解疾病状况，是不能轻易给予承诺的。

有些病人体质敏感，过度重视自己身体的感觉，反复强调服药后身体的种种症状，这也会影响大夫的判断，从而影响疗效。有的病人对大夫的期望值过高，觉得用药后就能药到病除，其实任何疾病的治疗都有一个过程，服药后要有耐心和信心。

有些病人久病成医，喜欢自学或者看一些养生节目，总是想用自己的观点来左右大夫用药，甚至有的病人说《养生堂》里讲过哪味药对自己的身体有益处，然后就要求加入。对此我想说，每一味药在不同的方子里意义不同，而且同一味药如果用量不同，那么作用就会完全不同。

总之，中医看病就是一个信息交流的过程，无论大夫还是病人都要用心交流沟通。只有进行充分的医患交流，让大夫获取足够准确的信息，才能有助于取得好的疗效。

恬淡虚无，不以妄为常

有这样一些人，他们努力拼搏，几乎每天都加班工作，甚至有通宵达旦的时候，经常不吃早饭。还有一些人，到了本该清心寡欲、清淡饮食的晚饭时刻，却经常约上三五个人吃火锅、喝凉茶，抑或拿酒当水喝，一直折腾到很晚。他们浑然不知这种生活方式和饮食习惯已然悄悄消耗着自己的身体。他们的理由很充分：我要生存，迫于工作压力要应酬。其实，当人索求得越多，烦恼就越多，就会更多地受制于人，操心累神的事情就会更多。更何况他们的工作大多一天到晚对着电脑，久视伤肝，伤肝就伤血，伤血就伤心，这是一连串的因果关系，所以现在年轻人在工作岗位上猝死的新闻并不鲜见。纵然先天体质再好，就像千里之堤溃于蚁穴，身体也会在某一刻轰然倒塌。那点可怜的天资禀赋早已在长年累月的挥霍中消失殆尽。试问哪一味药能彻底根治习性造成的病？哪一味药又能弥补得了长期消耗给身体带来的损伤？答案是肯定没有。当真正油尽灯枯之时，才明白那些所谓的身外之物没有一样是可以带走的。

《伤寒论》原序中，张仲景描述了当时社会的写照："竞逐荣势，企踵权豪，孜孜汲汲，惟名利是务，崇饰其末，忽弃其本，华其外而悴其内。皮之不存，毛将安附焉？"简短的几句话便描绘出人们趋炎附势的扭曲心态：人们踮起脚尖、挤破脑袋向往着权势豪门，竭尽全力地致力于追求名利，重视那些次要的身外之物，轻视甚至抛弃养生的根本之道，只注重使自己的外表华贵，却使自己的身体憔悴。皮都不存在了，那么，毛将依附在哪里呢？这种情况放到今天，更是有过之而无不及，个中实例不胜枚举。

《黄帝内经》云："恬淡虚无，真气从之。"无论时代怎么变迁，科技进步如何天翻地覆，人们仍然需要两千年以前的东西去抚慰心灵、治愈身体。我们只此一生，最平凡朴素的东西才是最珍贵的。宠辱不惊，闲看庭前花开花落。就像《舌尖上的中国》这个节目之所以那么成功地吸引人，就是因为它勾起了人们对家的思念和对最纯真东西的向往。我们在观看的时候是怀揣着对食物的敬意和那份沉甸甸的情感，最触动人心的仍然是那些最朴素的食物，因为那些食材带着阳光、雨露和泥土的味道。这些田园牧歌式的最朴素而真诚的东西，最能勾起对小时候的记忆，如妈妈做的手擀面和奶奶贴的金灿灿的锅巴，最难以割舍的还是那挥之不去的乡情。

为什么我的眼里常含泪水？

因为我对这土地爱得深沉……

话题有些沉重，回到内容主题上来：不要被外在的变化和功利所绑架。我也总是对徒弟强调简单中医，快乐中医，人应该把快乐建立在可持续发展的、长久的人生目标上，保持对新知识的好奇心，独立思考，不断探索，终能登上自己理想的殿堂。